AF366506

BAINS DE MER

A CETTE (Hérault);

DE LEUR PUISSANCE

HYGIÉNIQUE ET THÉRAPEUTIQUE,

SUIVIE

DE QUELQUES OBSERVATIONS CLINIQUES;

PAR LE DOCTEUR VIEL,

Médecin-Inspecteur des Bains de Mer, Médecin de la Marine, Chirurgien en chef de l'Hôpital, ex-Membre du Bureau de Bienfaisance, &c., &c.

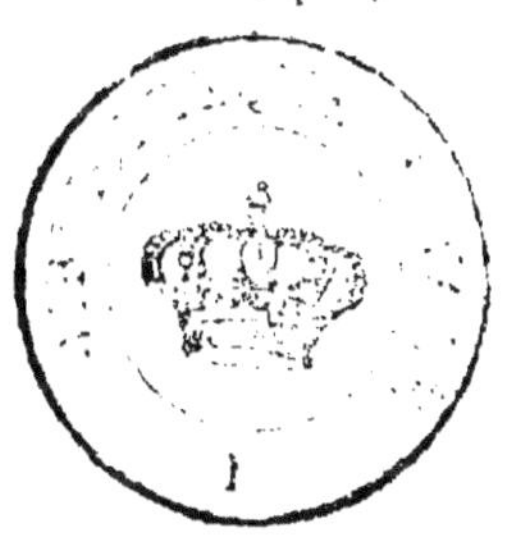

« Par un oubli inqualifiable, la Mer.... qui n'est l'équivalent de toutes les Eaux minérales ensemble, n'avait pas d'Etablissements pour protéger et abriter ses hôtes. » (*Page 23.*)

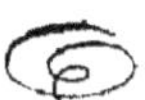

MONTPELLIER,

JEAN MARTEL AÎNÉ, IMPRIMEUR DE LA FACULTÉ DE MÉDECINE,

rue de la Préfecture 10.

1847

A MONSIEUR

ZOÉ GRANIER,

Député du département de l'Hérault, Membre du Conseil-Général, ancien Maire de la ville de Montpellier, Officier de la Légion-d'Honneur, &c.

Monsieur,

Si la reconnaissance est la mémoire du cœur, la mienne n'a jamais été en défaut par rapport à vous : seulement elle attendait l'occasion de pouvoir l'exprimer publiquement. C'est à vous, Monsieur, à vous seul que je dois l'Inspection des Bains de mer de Cette. La Dédicace de cet opuscule vous était donc acquise ; daignez l'agréer comme un témoignage de ma vive gratitude, et croyez, Monsieur, que mon âme, sensible et vraie, est remplie pour vous d'un attachement sincère et respectueux que rien ne saurait ébranler.

VIEL.

sur ce sujet ne seront point indifférents pour montrer combien les meilleures intentions rencontrent d'obstacles dans ce monde.

A toute époque, l'homme en santé a eu l'instinct de se baigner dans les eaux de la mer comme dans toutes les eaux limpides. Il n'en a pas été de même pour l'homme malade. Cette puissante médication n'a pas été populaire de tous les temps (1).

En 1813-1814, le célèbre professeur Delpech (de l'école de Montpellier), pressentant tout le parti qu'il pourrait tirer des bains de mer contre les affections scrofuleuses (2), fit construire une barque à claire-voie, dans laquelle l'eau de la mer s'introduisait et circulait facilement : c'est dans cet appareil flottant qu'il fit ses premiers essais à Cette. Mais cet esprit judicieux ne tarda pas à s'apercevoir sans doute que ses malades étaient trop promptement saisis par le froid, et qu'ils ne jouissaient pas du bienfait de la percussion de la vague, etc. M. Delpech renonça à ce mode d'immersion et revint aux bains de mer naturels. — A la même époque, on établit sur la plage une série de tentes

(1) L'emploi de l'eau de mer en boisson et en bains remonte vers le milieu du siècle dernier en Angleterre; et, 50 ans plus tard, l'Allemagne en avait adopté l'usage.

(2) D'après les essais qu'en avaient faits antérieurement MM. Baumes et Chrestien.

en toile pour servir à abriter les baigneurs avant et après leur bain, et cela moyennant une légère rétribution : ces tentes étaient, à la vérité, on ne peut pas plus simples et plus *modestes*. — Cette nouvelle médication attirant de plus en plus de malades, M. Leprince obtint, en 1834, la concession de 250 mètres de plage les plus rapprochés de la ville, pour y construire un établissement de bains de mer ; concession toute de confiance et sans condition. Cet établissement, construit en bois sur pilotis, présentait plusieurs des inconvénients de l'appareil de M. Delpech : des planches mal jointes donnaient accès à un air froid qui retardait la réaction organique, etc., après que les malades étaient sortis de la mer. D'ailleurs, M. Leprince ne tint point les promesses qu'il avait pompeusement annoncées dans des affiches.

Quelques accidents survenus par l'imprudence des baigneurs, éveillèrent la sollicitude de M. Mercier, alors maire de la ville. Ce Magistrat, dans l'intention de prévenir de pareils événements, provoqua la nomination d'un Médecin-Inspecteur, qui exercerait officiellement la surveillance médicale que la loi prescrit pour tous les établissements d'eaux minérales. Nommé à ces fonctions, je me hâtai de faire connaître à M. le Préfet l'insuffisance de l'établissement d'alors, les inconvénients qu'il présen-

tait , etc. ; j'indiquai ce qu'il devait être. Le concessionnaire fut sourd à toute remontrance.

Je saisis cette occasion pour faire doter la ville
d'une boîte de secours pour les asphyxiés (1).

Dès l'année suivante (1835) , j'écrivis une lettre
médicale aux Médecins des provinces qui nous avoisinent , afin de les informer de l'*importance légale*
que venaient d'acquérir nos Bains de mer, de tout
ce que je me proposais de faire , et je terminai ma
lettre par réclamer leur concours, qui ne m'a pas
fait défaut. En 1837 et 1839 , j'ai fait imprimer de
nouvelles lettres , toujours adressées aux médecins,
et depuis lors le nombre des malades qui affluent
sur notre plage n'a cessé de s'accroître. Aujour-
d'hui il est annuellement de trois à quatre mille ,
qui laissent bien dans la ville un capital de plus de
six cent mille francs. Certes , voilà bien des con-

(1) A M. Mercier succéda M. Doumet dans les fonctions
de maire. L'on doit à M. Doumet les plus grands éloges
pour la constance qu'il mit à poursuivre l'exécution
franche d'un véritable établissement, et à défendre l'intérêt des pauvres dans les limites que nous signalions à
sa bienveillance. Sa fermeté à soutenir cette grande
cause lui a valu bien des désagréments ; aussi a-t-il
préféré se retirer de l'administration, que de faiblir en
présence des divers obstacles que ses bonnes intentions
rencontraient : de ce nombre, l'Etablissement des Bains
de mer.

ditions de succès qui auraient dû nous valoir la création d'un établissement permanent, tel que le concessionnaire actuel, M. Reynaud et C⁰, s'est engagé à le faire il y a déjà plusieurs années.

La concession faite sans conditions médicales au sieur Leprince, fut cédée aux sieurs Lavabre et Puech, auxquels ont successivement succédé MM. Brunton et Cᵉ, MM. Reynaud et Cᵉ. L'étendue de 250 mètres ne paraissant pas suffisante, la Compagnie Reynaud demanda, en 1838, qu'elle fût doublée, c'est-à-dire portée à 500 mètres (1). — A cette occasion, instruit par le passé, j'élevai la voix dans l'intérêt médical de nos Bains de mer, et, dans un rapport adressé à M. le Préfet, je mentionnai les conditions qui devaient être imposées aux nouveaux concessionnaires. Mes observations furent bien accueillies par M. Achille Bégé, alors Préfet de notre département (à qui je dois accorder ici de justes regrets pour l'estime et la confiance dont il daigna m'honorer pendant son administration modèle, sous les rapports de la sagesse et de la justice).

Par son arrêté du 23 mai 1839, M. le Préfet fit une concession au provisoire audit sieur Reynaud, avec conditions expresses et de rigueur de construire

(1) Lesquels font suite aux 50 mètres de plage les plus rapprochés de la ville, que je fis consacrer au service des indigents ; ce qui existe encore.

en planches un établissement médical pour bains de mer pour la saison de 1839, tel que le réclamait mon rapport, et de fournir, dans le délai de deux mois, un plan et devis d'un établissement définitif qui devait être construit en bonne maçonnerie pour la saison de 1840. Toutefois, avant de lui être renvoyé, le plan devait être soumis à mon approbation. Les 500 mètres furent concédés.

Soins superflus! Nous sommes restés dans le provisoire, c'est-à-dire avec un établissement en planches et d'élégantes marquises (tentes en toile, le long de la plage). Si cet établissement, qui date de 1839, nous a rendu de grands services et peut nous en rendre encore, il est de toute justice d'avouer qu'il n'est point au niveau des besoins et des exigences de l'époque; qu'il n'est point en harmonie avec le grand concours de malades qui nous arrivent de toutes parts, avec les succès médicaux que nous obtenons et que nous pourrions obtenir en bien plus grand nombre. — Que de malades qui, par raison d'impotence, par besoin de retourner plus souvent à la mer, par besoin de respirer l'air de la plage, par raison enfin d'économie, réclament sans cesse un établissement où ils pussent se loger, etc.! Cette condition remplie faciliterait aux baigneurs les moyens de se baigner, non pas à des heures fixes, mais à des heures de choix, selon les dispositions individuelles ; cette condition nous permettrait d'utiliser la mer pour certaines santés relatives, dans quelques états morbides, etc., à des heures avancées de la soirée, sur une côte où les nuits d'été sont si belles, et alors que la mer paraît bien plus chargée d'électricité que pendant le jour (1). — Il est des santés si détériorées qu'on ne peut espérer de les rétablir qu'à la faveur d'immersions de une à cinq minutes, répétées quatre, cinq, six fois par jour... Comment espérer ce résultat quand les malades sont logés à une assez grande distance (2) !

(1) Alors aussi que la température de la mer est plus basse : l'on sait que la réaction cutanée est en raison directe du froid agissant et en raison de la soudaineté et de la brièveté de cette action.

(2) Un Etablissement tel que nous l'entendons, tel que le désire la société qui fréquente notre plage, doit être érigé d'une manière grandiose si l'on veut atteindre le but qu'on se propose, c'est-à-dire un succès à l'abri de toute concurrence. — Si la fortune d'un concessionnaire ne suffisait point, il lui serait facile de réaliser une pareille entreprise par actions, et bien des médecins s'empresseraient à souscrire. Nous serions depuis long-temps en jouissance d'un Etablissement, si le Gouvernement eût acquiescé à la demande en concession faite en 1841 par M. Benker (une des hautes intelligences du commerce de Cette), qui s'engageait à le construire définitivement d'après les plans et devis adoptés, le cahier des charges, etc., dont il avait pris connaissance. — Nous ignorons pour quel motif sa demande a été écartée.

Quant à nous , nous croyons avoir rempli notre devoir au-delà de toute limite : il n'est pas de contrariétés et de dégoûts que nous n'ayons surmontés dans l'intérêt des malades et de la localité. Puissent nos efforts et notre zèle , qui ne se ralentiront point, nous mériter toujours l'estime et la confiance de nos Confrères ! Ce sera là , pour nous , la plus douce et la plus pure des récompenses que nous puissions ambitionner.

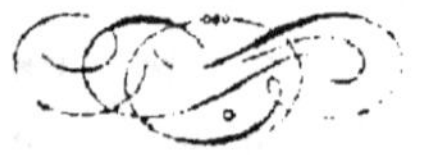

DES BAINS DE MER.

NOTE STATISTIQUE SUR CETTE.

« Cette est située au fond d'une anse du golfe du Lion , *mare Leonis* , et non de Lyon qui forme un non-sens (1) : ville et port de mer sur la Méditerranée , avec un tribunal et un grand marché de 3/6 tous les mercredis, une école d'hydrographie , un conseil de prudhommes-pêcheurs ; résidence de consuls et vice-consuls de nations étrangères ; à sept lieues de Montpellier.

La ville actuelle et le port ne datent que du milieu du xviie siècle. Ce n'était auparavant qu'une plage aride où gisaient quelques cabanes de pêcheurs. La première

(1) Cette ville est placée sous le 43° 23' 37'' latitude N et le 1° 22' 50'' longit. E de Paris.
Elle est à 28 kilomètres SSO de Montpellier,
     16   —   NE d'Agde ,
    130   —   O $^1/_4$ N de Marseille.

pierre du môle fut posée le 29 juillet 1666. Une médaille, frappée à cette occasion en l'honneur de Louis XIV, portait cette inscription : *Tutum in inportuoso littore portum struxit.* La dépense s'éleva à deux millions.

La ville de Cette est dans une agréable situation, à l'embouchure du Canal du Midi, sur une presqu'île qui se prolonge parallèlement à la mer, et la sépare de l'Etang de Thau, que l'on est obligé de traverser sur un beau pont de cinquante-deux arches en arrivant par la grand'-route.

C'est sur cette langue de terre, dans une partie où elle s'élargit un peu et forme une petite montagne calcaire, que la ville est située; elle est bâtie en amphi-théâtre sur le penchant de cette colline isolée, et s'étend jusqu'au bord de la Méditerranée, où elle a un port sûr, commode et très-fréquenté. *Ce port, grâce à la muni-ficence du Gouvernement, va acquérir de plus larges proportions : sept millions ont été accordés pour cet objet.* Au pied de la montagne, dont l'élévation est de 166 mètres, un magnifique môle, de 600 mètres de long, défend le port des vents du sud et du sud-est. A son extrémité, dans la mer, s'élève le fort Saint-Louis, que domine un phare, feu fixe, à réflecteurs cylin-driques. Son élévation, à gauche de l'entrée du port, est de 25 mètres, et sa portée de 4 lieues. Ce fort, celui de Saint-Pierre et la Citadelle construits sur l'escarpement, vers l'extrémité opposée du môle, battent la passe du port formée par un second môle, et déjà difficile par les récifs et les sables qui se trouvent à l'entrée. Le port présentera une surface de plus de 120,000 mètres carrés ; sa profondeur est de 6 mètres ; il pourra contenir de 5 à 600 navires de toutes grandeurs. Le canal du port est bordé de beaux quais, sur lesquels s'élèvent de nombreux magasins et de belles maisons appartenant au commerce de Cette, Montpellier, etc. Un second canal, qui coupe le premier, à angle droit, communique, d'une part, au Canal des Etangs, à l'Etang de Thau, au Canal du Midi (Garonne et Océan); et de l'autre part, au Canal des Etangs et au Rhône.

Le port de Cette est très-important, puisqu'il est le seul dans le golfe du Lion qui offre en tout temps un asile sûr aux navires battus par la tempête ou poursuivis par l'ennemi. Ses relations commerciales s'étendent en Espagne, en Provence, en Italie, dans les échelles du Levant, aux ports de l'Océan, à ceux du nord de l'Europe, des Etats-Unis, du Brésil et de l'Amérique-Méridionale, des îles de France et de Bourbon. *Depuis notre conquête, les relations de Cette avec la régence d'Alger sont des plus fréquentes : c'est le port le plus rapproché d'Alger.* — Son commerce consiste dans l'exportation des vins et eaux-de-vie, liqueurs, sels, vertde-gris, plantes tinctoriales ; il importe des laines et cotons en rame, des chargements de blés, d'huiles, de merrain, de riz, de vermicelles, de denrées coloniales, de cuirs en poils, de liége, de sparterie, d'anchois en saumure, d'oranges, etc. La plupart des gros navires arrivent à Cette sur leur lest ; plusieurs importent du sucre et du café, du chanvre, des huiles de poisson, du brai et du goudron, du suif, des bois du Nord, du fer, du cuivre, et des chargements de morue et de sardines pressées. Le cabotage est une des principales branches du commerce de Cette. — La côte étant très-poisson-neuse, on y fait de grandes pêches ; elle possède deux bancs inépuisables d'huîtres.

En 1789, des marais salants considérables ont été établis près de cette ville. Une plage immense, de près de trois lieues d'étendue, a été convertie en salines. Le sel qu'on en retire est d'une blancheur éblouissante ; son goût est très-piquant et n'a aucune amertume. Les salines sont une des curiosités que l'étranger doit visiter. »

Cette présente plusieurs constructions d'un bon style : l'église Saint-Louis mérite surtout d'être remarquée par sa belle position, dominant une étendue de mer immense. — Toute la montagne est recouverte de jolies maisons de campagne appelées *Baraquettes*, où les habi-tants du pays se font un plaisir d'inviter les baigneurs.

M. Doumet est possesseur d'un beau cabinet d'histoire naturelle qui renferme des pièces rares : il le laisse volontiers visiter aux étrangers.

La mer à Cette et surtout l'Etang de Thau offrent, pendant les nuits d'été, le beau spectacle de la *phosphorescence* que le naturaliste Valmont de Bomare observa pour la première fois à Cette, le 19 juillet 1762, à sa grande satisfaction. Ce phénomène mérite de fixer l'attention des naturalistes.

Cette est une ville animée, dont la population s'accroît de jour en jour. D'après le dernier recensement, elle compte 19,041 habitants (1), indépendamment de la population flottante.

En 1847, ses revenus dépassent 300,000 fr.

Elle est éclairée au gaz depuis le mois d'octobre dernier (1846).

Depuis le mois de juin 1839, les villes de Cette et Montpellier ont un chemin de fer commun qui permet de franchir *en toute sûreté* l'intervalle qui les sépare, dans la courte durée de 50 à 55 minutes.

Le chemin de fer et les bateaux à vapeur de Marseille,

(1) En 1826, sa population était de 10,000 âmes.
En 1836................. de 11,645
En 1841................. de 13,542
En 1846, elle est.......... de 19,041

Agde, Marseillan, amènent chaque jour de nombreux visiteurs. L'esprit est encore en surprise et toujours en admiration devant la puissance gigantesque de la vapeur.

Des bateaux à vapeur pour un service direct entre Cette et Alger vont être mis en activité.

La ville est très-bien percée ; ses principales rues et ses quais sont fournis de trottoirs bien pavés.

Elle offre les ressources de toutes les grandes villes, tant elle a acquis de l'importance. En effet, elle possède :

Un collége communal très-bien dirigé, un pensionnat tenu par les Dames-Noires, et deux autres pensionnats de demoiselles (Ces établissements sont très-facultatifs pour les enfants des deux sexes qui tiennent à continuer leurs études pendant les bains de mer);

Des professeurs de musique, de piano et de langue allemande ;

Un beau cabinet de lecture, tenu par Destrech, libraire, qui loue aussi des livres au mois et au volume ; deux autres libraires qui livrent aussi des volumes à la lecture ;

Plusieurs pharmacies bien tenues ;

Deux établissements de bains domestiques ;

Des magasins de modes et de nouveautés parfaitement assortis ;

Des hôtels-garnis du meilleur goût, et des cafés magnifiques ; des appartements garnis à louer dans des maisons particulières (La vie animale y est excellente ; le poisson de mer et les huîtres y abondent) ;

Une salle de spectacle, que nous devons au dévouement d'un de nos compatriotes , M. Auguste Goudard (Cette salle est très-jolie , elle peut contenir 1600 à 1800 spectateurs ; des représentations auront lieu deux ou trois fois par semaine pendant l'été) ;

Une belle esplanade ;

Des bateaux élégamment pavoisés servent à des promenades sur l'eau ;

Enfin, sa magnifique plage, si favorable pour les bains de mer, par son sable uni comme une glace et ses eaux si limpides.

Les bains de mer se continuent bien pendant trois mois, c'est-à-dire du 15 juin au 15 septembre. Le fort du mouvement est en juillet et août, sans préjudice des malades isolés qui viennent avant ou après ces époques (1).

Un mois de séjour est nécessaire pour une *saison* de bains.

(1) On n'oubliera pas que , la Méditerranée n'ayant ni flux ni reflux, ses eaux y sont d'une limpidité admirable , et que, suivant les indications, on peut s'y plonger à toute heure ; la marée n'apporte aucun obstacle à la prise des bains.

Hôpital.

L'accroissement de population a obligé la ville à construire un nouvel hôpital dans de plus grandes proportions ; on y travaille en ce moment à grand'force : il contiendra 600 lits environ. Il sera en activité en 1848.

Les malades indigents que les bains de mer attirent à Cette, ne pourront être admis à l'hospice qu'à la condition de payer 1 fr. 50 c. par jour, d'après une délibération de l'Administration des hospices, et je doute qu'on puisse les recevoir dans les anciens bâtiments, vu les démolitions et autres embarras.

Toutefois, cette difficulté d'être admis cette année à l'hôpital ne doit pas arrêter les personnes peu fortunées, persuadé que je suis qu'au prix de 1 fr. 50 c. à 2 fr. par jour elles trouveront en ville à se loger et à se nourrir convenablement.

Les indigents, comme nous l'avons déjà noté, ont leur portion de plage *distincte* sur les bords de la mer que nous leur avons fait réserver (arrêté du 23 mai 1839).

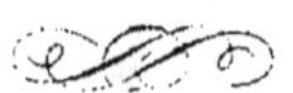

POURQUOI UN ÉTABLISSEMENT BALNÉAIRE

AU BORD DE LA MER ?

La RAISON PUBLIQUE a compris de bonne heure toute l'*action hygiénique* (1) des bains de mer ; aussi, dès le premier appel d'un chirurgien illustre, feu M. Delpech , avons-nous vu , pendant la belle saison de chaque année , tous les bords de la Méditerranée , depuis le Var jusqu'aux Pyrénées-Orientales , envahis par tout ce que l'intérieur de la France , dans la zone qui nous regarde , contient d'enfants lymphatiques , rachitiques , strumeux , *gourmeux* , en un mot, scrofuleux sous toutes les formes ; des enfants valétudinaires à divers degrés (gibbosités commençantes , tumeurs blanches , maladies coxales , leucorrhées , etc.).

Des affections qui atteignent habituellement un âge plus avancé , les dartres , la gale , la lèpre , le squirrhe et le cancer , le rhumatisme , la goutte , les paralysies diverses , etc. etc., entraînées par l'exemple, sont venues demander à la mer un adoucissement à des maux contre lesquels les moyens diététiques et pharmaceutiques étaient restés impuissants. — De proche en proche toutes

(1) Il s'agit ici d'hygiène thérapeutique , bien entendu.

les maladies chroniques se sont donné rendez-vous aux bains de mer comme à l'eau minérale, à la piscine salutaire par excellence.

Ce qui se passait sur nos bords avait eu lieu déjà, à la voix d'autres médecins, sur les bords de la Manche, des deux côtés du détroit, sur les bords de la Baltique, à Vénise et autres lieux.

Malgré des cures inespérées, le caractère *hygiénique* est encore, dans l'esprit de beaucoup de médecins, l'apanage spécial des bains de mer. — Cette thèse est pleine de vérité, si l'on considère l'eau de la mer indépendamment de toutes les variantes dont sont susceptibles sa forme, son volume, sa température, etc. Aussi, ce que la Raison publique a fait pour le succès hygiénique, la Raison scientifique l'a opéré pour le succès *thérapeutique*. — La Science a compris que, dans les puissantes réactions que la maladie venait solliciter d'une médication aussi générale que celle des bains de mer, il serait convenable, dans bien des cas, de graduer à volonté la température de l'eau, sa composition (en l'étendant d'eau douce au besoin), de transformer en douches sa forme en nappe, et tout cela pour préparer insensiblement les malades à l'action naturelle de la mer, à la percussion de ses vagues, etc.

Le jour où cette idée philanthropique a été réalisée,

doit être inscrit au nombre des jours heureux de l'Humanité. — Que de jeunes enfants, combien de malades plus âgés ont été victimes d'une immersion immédiate dans la mer, même sous notre beau climat, où la température de l'eau est plus élevée que sur les côtes de la Normandie (1) !

Voilà les motifs qui ont donné naissance aux grands Etablissements de mer qui existent aujourd'hui dans toutes les parties du monde, au grand bénéfice des sociétés actuelles.

Ce n'est point là une nouveauté dans l'ordre hydrologique; depuis un temps immémorial, les établissements d'eaux minérales, d'eaux thermales, ont réalisé toutes les modifications que nous avons mentionnées. — Par un oubli inqualifiable, la mer seule, la mer qui est l'*équivalent* de toutes les eaux minérales ensemble, n'avait pas d'établissements pour protéger et abriter ses hôtes.

Un Etablissement fourni de tous les éléments d'utilité et de *confort* que la santé publique réclame, offrirait

(1) Plusieurs malades, à notre connaissance, ont été privés du bienfait des bains de mer faute d'y avoir préludé par des bains légèrement chauffés. Mme. la marquise de Vogué fut de ce nombre. Les bains de mer froids lui causèrent une telle irritabilité, qu'elle ne put pas même supporter plus tard des bains mitigés. Il serait prudent que la plupart des malades commençassent l'usage des bains de mer par de l'eau marine chauffée, dont on baisserait graduellement la température.

à Cette le grand avantage , en réunissant les malades sous un même toit , de donner à la médication un caractère bien plus médical (1).

Quel est le médecin qui oserait planter des limites entre les moyens hygiéniques et les moyens thérapeutiques ? Ces deux expressions deviennent synonymes dans la matière médicale nouvelle. — Un Etablissement balnéaire à Cette imprimera donc à notre mer son double caractère *hygiénique* et *thérapeutique.*

(1) Voy. pag. 10 et 11.

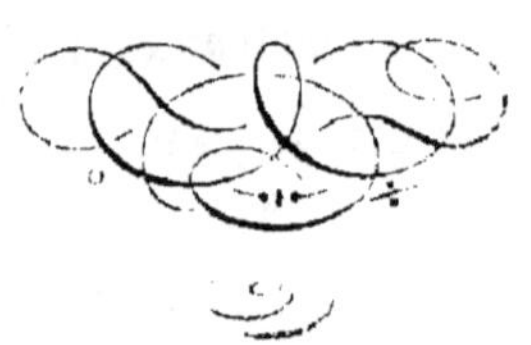

DE LA PUISSANCE PHARMACO-DYNAMIQUE

DES BAINS DE MER

A CETTE.

Pour bien comprendre cette action tout entière, il faut admettre que les personnes qui viennent en réclamer la salutaire influence n'appartiennent point à la localité, sont étrangères à notre climat, à notre atmosphère, etc. (1).

Maintenant tout médecin instruit comprendra de quelle importance sont pour les personnes non accoutumées :

Une pression atmosphérique de $0^m,76$;

Une atmosphère maritime ;

(1) Nous avons constaté bien des fois, dans les lésions suites de maladies chirurgicales, dans les ulcérations de la peau, etc., que les naturels du pays n'obtenaient pas des résultats aussi prompts, aussi efficaces que les étrangers : aux habitants des côtes, quand ils sont malades, il faut le séjour des montagnes.

Une onde minérale dont la composition chimique est si riche, et qui, sans cesse agitée et renouvelée, met le corps des baigneurs en contact avec une masse d'eau aussi incalculable que celle des sels qu'elle renferme ;

La température spéciale de la mer ;

Une eau dont la phosphorescence annonce une si grande quantité d'électricité ;

Le soleil du Midi ;

Une alimentation nouvelle ;

Des sensations multiples non accoutumées.

Pression atmosphérique. — « On estime la hauteur de l'atmosphère à 64 kilomètres (ou 16 lieues). Cette enveloppe aérienne, qui entoure la terre de toute part, est sphérique comme celle du globe qu'elle environne, et doit conséquemment aussi être renflée à l'équateur et déprimée aux pôles. — On sait que le poids de l'atmosphère au niveau de la mer et à la température de 0° est égal à celui d'une colonne d'eau de 10^m,60, ou à celle d'une colonne de mercure de 0^m,76. Il est évident qu'en s'élevant dans l'atmosphère sa pression doit diminuer : c'est, en effet, ce qui a lieu, et c'est sur ce principe que repose la mesure des hauteurs obtenues par le baromètre. On a calculé que le poids des couches atmosphériques exerce sur toute la surface du corps d'un homme d'une taille moyenne une pression

d'environ 16,000 kilogrammes. Cette pression , si nécessaire à notre existence , nous paraît insensible, parce
qu'elle agit dans tous les sens et que la force élastique
de nos organes lui est proportionnée ; mais , si on s'élève
dans l'atmosphère à une certaine hauteur, soit sur les
hautes montagnes , soit dans des aérostats, la colonne
d'air diminuant sensiblement de pesanteur, la respiration
devient pénible , et si l'ascension était poussée à ses
dernières limites , le sang s'échapperait bientôt par tous
les pores. »

La géographie médicale, c'est-à-dire la distinction des
maladies par zones, par degrés de latitude, etc. , dont
l'idée toute récente a occupé quelques médecins alle-
mands, et chez nous M. Boudin, acquerra bien plus
d'importance en philosophie médicale , lorsqu'elle y
comprendra l'*altitude* , c'est-à-dire l'élévation baromé-
trique au-dessus du niveau de la mer. — Combien de
malades qui, descendus des hauteurs du Cantal ou du
Jura sur les bords de la Méditerranée, y ont trouvé
leur guérison , par la différence seule de pression
atmosphérique ? La science a beaucoup à attendre des
recherches faites dans ce sens.

L'on connaît les appareils *à air comprimé* de MM.
Pravaz, Junod, Tabarié, qui , en accumulant une plus
grande quantité d'oxygène (air vital) dans un même
espace , ont été si salutaires dans quelques affections de

poitrine , telles que la grippe , la coqueluche, le catarrhe chronique , l'asthme , etc.

Atmosphère maritime. — D'après les récentes analyses de MM. Boussingault et Dumas , l'air atmosphérique sec contient en volume 20,8 d'oxygène et 79,2 d'azote ; il renferme , en outre , 2 à 5 dix-millièmes de gaz acide carbonique , une quantité encore plus faible de gaz hydrogène , et , d'après les importantes recherches de Saussure et de Liebig , quelques traces de vapeurs ammoniacales qui fournissent aux plantes l'azote qu'elles contiennent.

Si , aux éléments que nous venons d'indiquer comme formant la composition normale de l'air, d'autres substances , des miasmes et des émanations pestilentielles , viennent s'y mêler accidentellement dans l'intérieur des continents, hâtons-nous de dire que cette adultération est inconnue à l'*atmosphère maritime*.

Il est regrettable que l'analyse physico-chimique ne puisse point atteindre les agents impondérables qui jouent un si grand rôle dans les phénomènes organiques. La médecine retirerait de grands bienfaits de ces notions qui nous manquent : oui, il y a quelque chose de plus dans l'air que de l'azote et de l'oxygène, et ce quelque chose en plus ou en moins différencie les lieux sous le rapport de leur pureté. L'air pur est le *pabulum vitæ*, comme disaient les anciens. Hippocrate a vanté l'air vierge des montagnes et l'air pur des côtes. En Angleterre, on appelle les parcs et les grands squares (esplanades) de la capitale *les poumons* de Londres.

Les expériences du célèbre Ingenhousz tendent à démontrer la supériorité de l'air des côtes sur celui des continents ; la brise de mer qui souffle tous les jours doit concourir à ce résultat. — L'on a cru remarquer que les petites îles étaient les lieux les plus salubres : exemple, l'île de Malte, dont les habitants jouissent d'une bonne constitution et parviennent à une grande longévité.

L'air maritime est beaucoup plus dense que celui des lieux élevés, et renferme, avons-nous dit, une plus grande quantité d'oxygène sous un volume donné. — Les anciens, quoique dépourvus d'instruments de physique, étaient parvenus, à force d'observations, à découvrir cette vérité. Alors qu'ils appelaient sur les bords de la mer les constitutions délabrées, les affections avec langueur, indolence, etc., ils redoutaient, avec raison, dans les phthisies inflammatoires confirmées, l'air vif et oxygéné de la mer ; ils préféraient celui de terre, surtout celui des plaines et des vallées.

L'air maritime, comme les autres parties de l'atmosphère, contient habituellement d'immenses quantités de fluide électrique qui s'y manifestent de la manière la plus évidente : il n'est pas rare d'observer sur les pointes des mâts et sur les vergues des vaisseaux une lumière électrique , connue des marins sous le nom de *feu Saint-Elme*, etc. Les physiciens ont dit que la *terre* était le réservoir commun de l'électricité ; ne serait-ce pas plus exact de dire que c'est la *mer ?* Les phénomènes de phosphorescence que nous avons déjà mentionnés témoignent d'une bien grande provision d'électricité dans ce milieu. — De nos jours , un de nos compatriotes , M. Balard , de l'Institut de France , a découvert dans les *eaux-mères* des salines une source de fortune publique en sulfates de soude et de potasse, en soude et magnésie, en hydrochlorate de potasse, etc. (indépendamment du *brôme* et de l'*iode*). — Il est probable qu'on découvrira quelque jour un moyen d'*exploitation* pour l'électricité marine , agent dynamique qui détrônera la vapeur.

Comme exemple d'effet salutaire de l'air de mer, nous citerons le catarrhe chronique. Buchan , qui en a été affecté lui-même , donne une description assez exacte de cet état maladif. Il débute fréquemment vers la fin de l'été , surtout dans les grandes villes. Une toux incommode, une expectoration abondante de mucosités, l'accélération et la faiblesse du pouls, accompagnées d'un état de fatigue et de lassitude, en constituent les symptômes les plus saillants. L'auteur dont nous parlons déclare qu'il n'a pu trouver de moyen efficace contre cette maladie que dans le changement d'air : cette toux cessait lorsqu'il avait respiré l'air de la mer pendant vingt-quatre heures. Il a toujours recommandé ce plan de conduite aux personnes atteintes de la même maladie, elles en ont éprouvé les effets les plus salutaires.

On voit tous les jours, dit M. Mourgué, des enfants, des adultes, des jeunes personnes chlorotiques, des vieillards affaiblis par l'âge, acquérir, après un séjour même de courte durée sur la plage de Dieppe, un degré de force et d'énergie qu'on aurait vainement attendu de tout autre moyen. — *A fortiori* pouvons-nous dire même chose de la plage de Cette !

L'air atmosphérique de la mer, dit Tourtelle (*Traité d'hygiène*), convient plus particulièrement aux personnes d'une constitution pituiteuse, dont la fibre est molle, inerte et imbibée d'une sérosité abondante ; il est utile à tous ceux affectés de cachexie humide, d'humeurs froides ; en un mot, il convient dans les cas d'étiolement, c'est-à-dire dans toutes les affections caractérisées par la pâleur, la faiblesse, la sensation habituelle du froid et la lenteur des mouvements. Outre qu'il réveille l'action et qu'il dégage une grande quantité de calorique dans les poumons, il électrise *positivement* et produit sur les animaux les mêmes heureux effets que sur les végétaux exposés à son action. — Ces effets se réalisent surtout sous le soleil vivifiant du Midi.

On a retiré de grands avantages des voyages sur mer, dans des cas d'hypochondrie et autres maladies avec morosité.

Composition chimique. — Les phénomènes naturels ont aussi leur contingence, leur éventualité ; la constitution chimique de l'eau marine appartient à cette catégorie. Affluent de toutes les eaux continentales du globe, potables ou non, médicinales ou économiques, froides ou thermales, elle est l'eau nourricière *(aqua alma)*, l'eau minérale par excellence. — Les analyses de l'eau de la mer varient selon le lieu où l'eau a été puisée : si ce lieu est près ou éloigné des côtes, près ou éloigné de l'équateur, rapproché ou non de l'embouchure d'un grand fleuve. Sur le littoral de la Méditerranée, à Cette par exemple, l'eau de mer contient 4 pour cent de sels, c'est-à-dire 4 kilogrammes de sels par 100 kilogrammes d'eau, pendant que sur nos côtes de l'Océan la proportion de sels est moindre.

Les analyses que nous possédons de l'eau marine sont tout-à-fait insuffisantes, en ce qu'elles n'indiquent pas les substances qui s'y trouvent à dose homœopathique, comme l'atteste la découverte de l'*iode* et du *brôme*, ces deux corps simples dont les combinaisons jouent un si grand rôle aujourd'hui dans la thérapeutique. Ces deux métalloïdes découverts dans les eaux-mères ont été long-temps absents des analyses, et cela s'explique parce que les chimistes n'opèrent en quelque sorte que sur des atomes.

M. Laurent, qui a analysé l'eau de la Méditerranée, a obtenu les résultats suivants :

Sur 1,000 gram. d'eau,

	gr.
Acide carbonique.	0,200
Chlorure de sodium.	27,220
— de magnésium.	6,140
Sulfate d'oxyde de magnésium. . .	7,020
— de calcium. . . .	0,150
Carbonate d'oxydes de calcium et magnésium.	0,200
Oxyde de potassium.	0,010
Iode.	traces
1,000 grammes d'eau de mer. . . .	40,740
100 *id.* *id.*	4,074

Il faut ajouter à ces substances le brôme découvert par M. Balard.

Maintenant, si l'on réfléchit que les eaux thermales salines les plus favorisées en quantité, telles que Bourbonne-les-Bains et Balaruc, ne contiennent que le quart de sels comparativement à l'eau marine, c'est-à-dire, par 100 kilogrammes (un kilogramme au lieu de quatre), on pourra pressentir ce que l'on doit attendre des eaux de la mer, d'après tout ce qu'on a publié sur les vertus de ces thermes. — Et d'ailleurs, qu'est-ce qu'un bain dans une de nos baignoires habituelles, à côté de l'immense baignoire de la mer? — Dans l'appréciation des faits produits par l'eau de mer, le médecin doit en considérer les principes constitutifs comme agissant le plus souvent tous ensemble à la manière d'un corps simple, de même qu'en pathologie il juge de l'état d'un malade d'après l'ensemble des symptômes. — L'eau de mer agit donc à la fois telle quelle, bien qu'on puisse reconnaître quelquefois, dans l'action qu'elle exerce sur l'économie, quelques-uns des effets propres à chacun des principes qui la composent. — Les iatro-chimistes de notre époque font jouer un grand rôle aux chlorures dans l'acte de la digestion.

De la température de l'eau de mer. — Pendant les trois mois d'été, la température *moyenne* de la mer sur les côtes de l'Océan est de 16° centigrades.— Sur notre plage elle est à 22° centigrades, pendant que la température de l'atmosphère est, moyennement, de 25° centigrades. La température de l'eau de la mer, quoique agréable, ne laisse pas que d'être encore assez distante de la température des bains domestiques, qui est habituellement au degré 33 centigrade. — Ensuite, il faut

remarquer que l'onde, étant sans cesse agitée et renouvelée, soutire incessamment du calorique au corps du
baigneur, ce qui n'a pas lieu dans une baignoire où l'eau
est en petite quantité, immobile, etc. — Les bains de
mer sont classés parmi les bains froids.

Comme l'ont indiqué tous les auteurs, les effets
primitifs de ces bains sont :

Soustraction du calorique;

Léger spasme de la peau ;

Resserrement de tous les orifices exhalants et sébacés ;

Contraction ou resserrement des extrémités capillaires ;

Suspension de l'exhalation ;

Effacement des veines superficielles ;

Pâleur ;

Respiration irrégulière et un peu précipitée ;

Petitesse du pouls, qui d'abord est plus fréquent,
qui ensuite se ralentit, si l'on reste long-temps dans
le bain et que l'on ne fasse aucun mouvement ;

Surcharge sanguine des organes intérieurs ;

Sécrétion d'urine manifestement augmentée.

Si les bains sont pris par une température trop froide
pour l'individu, il y a souffrance réelle. Tous les phénomènes précités sont augmentés ; il y a, comme on
dit, *claquement des mâchoires ;* le tremblement con-
vulsif est considérable, les membres s'engourdissent,
les traits du visage se retirent, le nez devient effilé ; les

doigts se présentent décolorés et tellement diminués en circonférence, que les bagues les plus étroites tombent sans peine, etc.

A la sortie du bain, et après que la peau est essuyée, ce refoulement des fluides cesse : il se manifeste ce qu'on appelle une *réaction* (effet consécutif).

Le sang revient à la peau : elle rougit ; on y éprouve même un léger sentiment de cuisson et de chaleur.

La transpiration augmente.

Le pouls a repris sa plénitude.

Enfin, les sources organiques de la chaleur animale redoublent d'activité.

Ces phénomènes de *réaction* sont en raison de la température de l'eau, de la durée de l'immersion, etc. Si le bain ne produit qu'une sensation de fraîcheur agréable, il n'y a pas ou presque pas de réaction. L'impression rafraîchissante causée par le bain dure longtemps ; elle devient même l'effet consécutif. — Les phénomènes de réaction sont au contraire très-considérables, si le bain a causé une sensation de froid pénible. Ces phénomènes, enfin, sont en raison de la vigueur de l'individu : ils apparaissent lentement chez l'homme faible, il se réchauffe difficilement, tremble long-temps, chancelle ; sa tête reste quelquefois douloureuse, etc.

L'on sait que l'emploi de l'eau froide a donné naissance à l'hydrosudopathie, à l'hydrothérapie (1). Depuis long-temps l'effet salutaire du bain froid, des compresses froides, des irrigations froides, est consacré en bonne chirurgie. — Seulement, il est digne de remarque que l'humidité de l'eau marine n'occasionne jamais de douleurs rhumatiques, comme il arrive fréquemment à l'eau douce de le faire.

De la phosphorescence électrique. — Nous l'avons déjà mentionné (page 17), à aucune époque l'électricité n'avait acquis dans la science, et dans la médecine en particulier, l'importance dont elle jouit aujourd'hui.

Du soleil du Midi. — *Scribo Romæ et sub aere romano* (Baglivi). Ce grand médecin indique par là toute l'importance du milieu dans lequel est placé l'homme malade, toute l'importance du climat. Il nous est donc permis d'ajouter *sub sole meridiano.*

Le soleil vivifie le corps, fortifie nos organes; sans son heureuse influence nous resterions pâles, cacochymes, étiolés comme les plantes qui croissent à l'ombre.

(1) Dans l'Etablissement, on modifie la température de l'eau de mer que l'on rend fraîche, tiède, chaude, etc., selon les indications que l'on veut remplir. En général, la prudence indique de préluder aux bains de mer par des bains tièdes, frais, quand il s'agit de sujets jeunes, malingres, ou de grandes personnes nerveuses, valétudinaires, etc.

La chaleur du soleil est donc bienfaisante pour l'homme comme pour les plantes, pour ce qui vit ou respire. — A ce titre, nous pouvons être fiers de la part qui nous a été donnée sous le soleil (1); nous lui devons une température habituellement sèche en été. — S'il est certain qu'un ciel brumeux favorise singulièrement la prédominance du système lymphatique, la susceptibilité des membranes muqueuses aux affections catarrhales, l'état séreux du sang, la flaccidité des parties molles, les gonflements, les déviations du système osseux, et par suite aussi le développement des affections scrofuleuses, etc., un ciel qu'un brillant soleil éclaire doit être la première condition à rechercher pour triompher de ces dispositions morbides.

« La puissance fortement stimulante à laquelle l'homme est soumis en été, dit Barbier, rend cette saison un auxiliaire efficace dans le traitement de toutes les maladies de long cours, avec inertie des parties vivantes, langueur dans l'exercice des fonctions de la vie. — Dans toutes les affections morbifiques que nous indiquons par là, l'été est un moyen stimulant qui peut devenir utile : il doit être compté au nombre des secours que l'on combine alors en méthode curative. Il est assez

(1) Ce n'est que sur notre côte que l'on peut offrir, en France, des bains de sable brûlant, aux affections *dolorifiques* qui nous viennent en si grand nombre des pays froids et humides.

fréquent de voir des maladies chroniques qui ont résisté à la force curative du printemps , céder peu à peu et s'éteindre pendant l'été. »

D'une alimentation nouvelle. — Cette circonstance ne saurait être passée sous silence : de tout temps l'alimentation a eu une grande importance aux yeux des Médecins. — La médecine grecque se recommande encore de nos jours sous le rapport de la diététique. La médecine humorale , qui sera long-temps de mise parce qu'elle est une conviction populaire (n'en déplaise au système des solidistes), est surtout remarquable quand elle s'occupe de la direction alimentaire. — L'on sait toute l'influence que le régime a sur le naturel de l'homme et de tous les animaux ; l'on sait l'importance que tous les législateurs des nations lui ont accordée au grand bénéfice de la prophylactique. Pour ce qui nous concerne, il nous suffirait de mettre en parallèle la vie trop animalisée du Nord, *trop féculacée* de la Montagne..., avec une vie animale mitigée par du poisson de mer , par des végétaux non-étiolés, des fruits parfumés , etc. ; ici les moutons et les veaux se nourrissent en partie de plantes marines qu'ils appètent si ardemment , ce qui rend leur viande très-savoureuse.

Ajoutons à ce tableau quelques modifications dans le mode d'apprêter les aliments, quelques plats nouveaux,

tels que la *bouille-abaisse* , la *bourride* , l'*aïoli* , etc. ,
et nous pourrons avancer , sans crainte d'être démenti ,
que le régime alimentaire des ports de mer concourt pour
sa part à la médication perturbatrice des bains de mer.

Les *sensations* nouvelles qu'éprouve l'étranger à la
vue du magnifique spectacle de la mer sont bien dignes
d'être notées. Tous les poètes se sont inclinés avec
respect devant cette imposante magnificence de la
Nature , et les accords de leur lyre sont toujours restés
en arrière de la réalité. — Les navires qui arrivent
ou partent tous les jours , que l'on charge ou que l'on
décharge, occasionnent un mouvement sur les quais, qui
peut seul donner à l'étranger une idée de commerce (1).
Parmi ces navires on distingue les bateaux à vapeur du
commerce , qui soulèvent la curiosité des baigneurs.

Sur le port et dans la ville on rencontre des habitants
de tous les pays , de toutes les nations , parlant chacun
leur langage différent , ayant des costumes divers , etc. ,
ce qui n'intrigue pas peu nos malades. —Une autre source
de distraction , c'est l'arrivage incessant de visiteurs
qui nous viennent de tous côtés par la mer, le Rhône ,
la Garonne , le chemin de fer , la grand'-route , les
canaux , etc.

(1) Il est entré dans le port , en 1846, 1999 navires montés par
12,855 hommes d'équipage.

Ajoutons le beau spectacle des joûtes qui a lieu habituellement le 25 août.

— · — · —

Voilà l'instrument complexe que la médecine des Bains de mer tient à sa disposition pour modifier les constitutions débiles et guérir les maladies. — Je me suis dispensé de rappeler toutes les formes qu'à Cette l'art donne à cet agent hydrologique, ses modes d'administration, etc., toutes choses qui se règlent sur les lieux :

Eau marine en boisson :
    seule ou mitigée de
    cent manières diverses,
Bains par immersion ,
  — à la lame ,
  — à la vague,
  — immobile,
  — par natation ,
  — mitigé ,
  — intérieur ou injec-
     tion ,

Injections diverses ,
Manuluves ,
Pédiluves , etc.,
Douches descendantes ,
  — ascendantes,
  — latérales ,
  — par affusion, etc. (1),
Bains de sable ,
Compresses imbibées pour
    pansements.

toutes vulgarités dont sont remplies les publications si nombreuses de l'hydrologie. Il n'est pas d'eau tiède

(1) Considérant les bains de mer comme une médication et non comme un simple médicament, nous nous affranchissons aussi de parler de leurs propriétés *toniques*, *fortifiantes*, *résolutives*, *sédatives*, etc., si connues aujourd'hui.

la plus insignifiante qui n'ait son historien et son romancier. Aujourd'hui la question est jugée : la *priorité* comme eau minérale est généralement consentie en faveur de la mer , sans préjudice de la prééminence qui est acquise à quelques eaux : *acidules* , *sulfureuses* et *ferrugineuses* , pour des affections spéciales. — Un Etablissement de Bains de mer renferme donc tous les ustensiles , tous les aménagements des établissements thermaux.

Les Bains de mer ont leur action *indifférente* , *palliative* , *curative* , *malfaisante* , selon la manière de les employer, de les doser, de les prolonger: leur summum d'action appartient aux méthodes perturbatrices , dont la direction réclame une grande habitude. *Calculer* toutes les chances de la réaction vitale , en mesurer l'étendue et la portée , en prévoir le retard , l'impuissance ou l'exagération , est une des difficultés du problème.—Les Bains de mer réveillent ou mieux provoquent une recrudescence de toutes les affections par diathèse ; c'est une sorte d'interrogation faite à l'économie dans les cas douteux. — En général , la thérapeutique des Bains de mer consiste à épier les réponses de la nature individuelle de chaque malade aux sollicitations qui lui sont adressées par cette médication nouvelle , et à en *diriger heureusement les effets*. C'est là l'affaire du véritable Médecin. Vouloir formuler d'avance des règles sur ce

sujet, ce serait montrer que l'on est étranger à la phy-
siologie de l'homme et aux innombrables péripéties
qu'offrent les maladies (1). — Ici la médecine, selon
l'urgence, doit être perturbatrice, fébricitante, ou seulement diététique, gymnastique, etc., etc. Le Médecin
doit appuyer ses actions sur une connaissance approfondie
du mal, sur une notion complète des médications déjà
tentées et de celles qu'il reste à tenter encore pour faire
passer à l'état aigu des chronicités désespérantes.

Les Médecins des villes, en envoyant à la mer leurs
malades atteints d'affections chroniques, se donnent un
peu de *répit;* et ce qu'ils n'auraient pas osé tenter avec
les ressources ordinaires des villes, ils le conseillent volontiers en faveur d'un remède populaire dont l'action
est générale, etc. — C'est très-bien que cela, mais
nous avons une prière à leur adresser:

L'Académie royale de Médecine nous demande, sans
cesse, des observations complètes sur l'action des Bains
de mer. Il nous sera toujours difficile de le faire à l'égard
des malades qui ne seront pas porteurs d'une note
médicale sur tout ce qui s'est passé jusqu'au moment
actuel; nous prions donc nos très-honorés Confrères de
forcer un peu leur paresse, et de nous fournir cet élé-

---

(1) Cette manière de voir en médecine hydrologique m'est com-
mune avec mon honorable ami le docteur Rousset, médecin-
inspecteur des eaux de Balaruc.

ment indispensable de toute bonne observation.— Nous nous ferons un devoir de les mentionner dans nos rapports à l'Académie.

La mer est ouverte à tous ; — elle est gratuite pour tous ; — de là à la croyance de l'*innocuité* du remède, il n'y a qu'un pas. Forts de cette conviction, bien des valétudinaires, bien des malades courent d'eux-mêmes se jeter dans l'eau en n'invoquant que le destin ou le hasard : l'on sait combien ces divinités sont aveugles ; aussi que de mécomptes, que de désappointements et souvent que de regrets ! Il est de notre devoir officiel, de notre honneur de Médecin, de protester bien haut contre cette erreur publique qui chaque année coûte bien des larmes à la tendresse maternelle ou à la sensibilité filiale, larmes qu'il aurait été bien facile de prévenir.—On a de la peine à se rendre raison que le même public qui n'ose pas se plonger dans un bain d'eau thermale dont la puissance virtuelle est insignifiante, veuille se jouer avec l'eau médicinale la plus minéralisée. Si nous ne consultions que nos intérêts, nous ferions chorus avec le public, bien sûr que les imprudences des malades nous sont plus lucratives que les guérisons que nous opérons journellement par nos conseils.

Il ne serait pas juste d'imputer au Médecin et aux Bains de mer des insuccès dont ils ne sauraient être responsables.

Nous allons mentionner quelques-uns des problèmes dont le bon M. Gaudet, de Dieppe, propose la solution aux malades qui fréquentent les bords de l'Océan. (La question considérée au point de vue médical serait bien plus complexe.)

« La pratique rationnelle des bains de mer suppose, dit ce Médecin, qu'on a acquis des notions suffisantes sur tous les points suivants :

1° Sur l'âge auquel on peut se baigner ;

2° Sur les époques de l'année où l'on doit venir prendre les bains ;

3° Sur le moment de débuter dans la mer ;

4° Sur l'heure de la journée la plus favorable ;

5° Sur la durée du bain ;

6° Sur l'hygiène à suivre avant, après le bain, et durant le cours de la saison ;

7° Sur le nombre de bains qui constituent une saison ;

8° Sur les cas où il conviendrait de prendre deux saisons de bains ;

9° Sur les cas où il faut suspendre les bains temporairement ou absolument. »

La réponse à ces questions suppose une entente complète entre le malade et le médecin des eaux ; elle suppose, chez ce dernier, une parfaite connaissance des susceptibilités individuelles et de toutes les ressources de l'instrument dont le maniement lui est confié.

Enumération des Maladies qu'on observe aux Bains de Mer.

Age critique des femmes.
Aliénations mentales.
Aménorrhée.
Anaphrodisie à divers degrés.
Ankyloses incomplètes.
Anorexie par atonie de l'estomac.
Asthme humide essentiel.
Atrophie commençante des membres.
— mésentérique.
Avortement.
Blennorrhée.
Bronchite chronique.
Cachexie mercurielle.
Calculs biliaires.
— urinaires.
Carie des os.
Carreau.
Catalepsie.
Catarrhe pulmonaire chronique.
— vésical.

Chlorose.
Chorée, danse de Saint-Whit.
Contracture des membres.
Coqueluche chronique.
Débilité générale.
Diabétès.
Diarrhée chronique.
Dysménorrhée.
Engorgement des viscères abdominaux.
Engourdissement des membres.
Entérite chronique.
Entorse.
Excitabilité des organes génitaux.
Fièvre intermittente chronique.
Flatuosités.
Flux hémorrhoïdal.
Fluxions récidivantes du nez, des lèvres.
Gale.

Gastralgie.

Gastrite chronique.

Goître.

Goutte.

Gravelle.

Hémoptysie passive.

Hydarthroses.

Hydropisies.

Hyperdiaphorèse.

Hypocondrie.

Hystérie.

Impuissance.

Incontinence d'urine.

Jaunisse.

Lèpre.

Leucorrhée.

Lumbago.

Maladies chroniques de la peau.

— de Pott.

— laiteuses.

— syphilitiques dégénérées.

— vermineuses.

Marasme.

Mélancolie sans aberration

Métastase rhumatismale.

Métrite chronique.

Métrorrhagie chronique.

Migraine.

Névralgie faciale, tic douloureux.

Obstructions du foie, de la rate.

Ophthalmie scrofuleuse.

Palpitations.

Paralysies sans lésion cérébrale.

Paraplégies.

Pertes séminales involontaires.

Phthisie laryngée.

Pneumonie chronique.

Rachitisme — noucure.

Relâchement ou chute de matrice.

Rétraction musculaire et tendineuse.

Rhumatisme musculaire et fibreux.

Roideur articulaire, suite de fractures.

Scapulago.

Sciatique.

Scrofule sous toutes ses formes.

Squirrhe.

Stérilité.

Suppurations intarissables

Syphilis.

Syphilis reliquats.   Ulcères fistuleux.
Teigne.   Vomissements chroniques
Tumeurs blanches.

Ce qui se résume en :

Maladies de l'enfance,
Maladies propres aux jeunes gens,
—   aux jeunes filles,
—   aux filles et aux femmes,
—   aux femmes seulement,
—   aux hommes,
—   aux deux sexes (1).

Ce catalogue, qui paraîtra un peu allongé, est loin cependant d'être complet ; au reste, nous l'avons extrait des principaux auteurs qui ont écrit sur les Bains de mer. — Plus ce catalogue acquerra d'étendue, et plus les Médecins, en reconnaissant l'importance des Bains de mer, sentiront combien il y a du danger à livrer tant de maux divers aux chances du hasard ; ils seront les premiers, nous n'en doutons pas, à prescrire à leurs malades de se ranger sous la direction d'un médecin responsable. — Le succès et la fortune de cette nouvelle puissance thérapeutique réclament cette intervention dans l'intérêt de l'Humanité.

(1) Maladies médicales et maladies réputées chirurgicales ou leurs suites, reliquats et conséquences.

Tableau des Maladies dans lesquelles les Bains de Mer sont contre-indiqués.

Affections aiguës en général.

Affections aiguës du poumon, de l'estomac, des intestins, des viscères abdominaux.

Angines staphylo-gutturales.

Asthme dépendant d'une lésion organique des gros vaisseaux.

Erysipèle.

Hémorrhagies aiguës.

Maladies organiques du cœur.

Paralysies suite d'une lésion cérébrale.

Prédisposition à l'apoplexie.

Rougeole.

Scarlatine.

Variole.

Vertiges.

Ulcères scorbutiques des jambes.

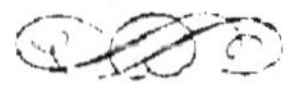

OBSERVATIONS CLINIQUES.

Je regrette que les Observations qu'on va lire ne réunissent pas toutes les conditions de détails que l'on serait en droit d'en attendre. — Une seule chose nous excusera : c'est la véracité dont elles sont empreintes. Nous ne racontons et ne garantissons que ce que nous avons vu. Lorsqu'un Etablissement convenable sera édifié, que nous y aurons un cabinet particulier pour y recevoir les malades et tenir note des changements journaliers qu'offre leur santé, il nous sera possible alors de faire plus et mieux. A tous ces titres, nous réclamons l'indulgence de nos Confrères, en leur réitérant l'appel que nous leur avons déjà fait (page 43), de nous fournir des notes consultatives sur les malades qu'ils nous adressent.

Pour suppléer à ce que ce fascicule présente d'imperfections en nombre et en renseignements, nous le ferons suivre de quelques remarques générales , recueillies en courant au milieu d'un grand concours de malades. Ceux de nos Confrères qui nous ont vu à l'œuvre pendant la saison des eaux, ont pu comprendre que nous n'avons pas fait une *sinécure* de nos fonctions d'Inspecteur, bien qu'elles soient encore gratuites, par une exception inexplicable.

1re Observation.

Contractures des membres.

En 1843, il nous vint, de l'hôpital Saint-Eloi de Montpellier, trois militaires (1). Deux d'entre eux présentaient une contracture du bras droit sur la poitrine, contracture telle qu'on aurait arraché le membre plutôt que de lui faire exécuter le plus léger mouvement. L'engorgement de l'articulation scapulo-humérale était des plus considérables, et plusieurs trajets fistuleux rendaient en abondance une matière séro-purulente. Le troisième militaire était atteint d'une flexion permanente de l'avant-bras gauche, avec tuméfaction de l'articulation cubito-humérale, carie de l'extrémité inférieure de l'humérus, et plusieurs points fistuleux qui communiquaient dans l'articulation. — Chez les deux premiers malades, il y avait atrophie du membre au-dessous de l'articulation ; chez le troisième, l'atrophie existait au-dessus et au-dessous de l'articulation du

(1) M. Lallemand, contrairement à l'avis de son collègue M. Serre, n'aurait pas voulu que ces militaires vinssent à la mer, disant que nos bains leur seraient contraires. Ce Professeur a dû se féliciter, dans l'intérêt de ces malheureux, du démenti que nous avons donné à son pronostic.

coude. — Ils étaient tous les trois dans un état d'anémie complète, causée par de longues souffrances, l'abondance de l'écoulement, l'insomnie, etc.

Nous avons eu la satisfaction, après une saison d'un traitement bien suivi, de renvoyer à Montpellier ces militaires entièrement guéris. L'un des trois, interrogé par l'Intendant militaire, qui était en inspection à Cette, lui répondit, en exécutant un mouvement en fronde avec le bras malade : *Mon général, je me sers de mon bras et suis aussi bien que lorsque je suis sorti du ventre de ma mère* (expression un peu militaire). Ces trois guérisons furent obtenues : chez le premier, par 32 bains, 8 douches, quelques verrées d'eau en boisson, injections et pansements, le tout avec l'eau de mer.

Chez le second, par 36 bains, 10 douches, quelques verrées d'eau en boisson, injections et pansements, *idem.* — Un mois de séjour pour l'un et l'autre.

Le troisième, celui de l'articulation cubito-humérale, prit 42 bains, 12 douches, injections, pansements et boisson comme ses camarades.

Chez ce dernier, le traitement ayant été contrarié par une légère affection catarrhale, il prit une plus grande quantité de bains, et son séjour à l'hôpital de Cette fut d'un mois et demi.

Pour faire constater ces beaux résultats dus aux bains de mer, au lieu de renvoyer ces militaires dans leurs corps respectifs , puisqu'ils étaient guéris , nous les évacuâmes sur l'Hôtel-Dieu Saint-Eloi, à Montpellier.

Inutile de faire remarquer que, dans ces cas, nous n'avons pas multiplié le nombre des bains ; nous n'avons prescrit que ceux qui étaient nécessaires, bien convaincu que ce n'est pas par la quantité que l'on opère des guérisons, mais bien par le bon emploi d'un nombre suffisant.

2ᵉ Observation.

Engorgement glanduleux.

M. de B..., élève à l'école de Sorèze, étant trempé de sueur, se plongea dans un bassin d'eau froide pour y prendre un bain. Les conséquences de cette imprudence furent des engorgements glanduleux cervicaux sous la forme de nombreuses tumeurs. Malgré le traitement le plus méthodique employé par M. Houlès, chirurgien de cet établissement , les tumeurs s'ulcérèrent. Un nouveau système de traitement fut adopté : la cautérisation par le nitrate d'argent, et le rafraîchissement des bords des ulcères par le bistouri, furent tentés vainement par cet habile chirurgien ; les ulcérations n'en persistèrent pas moins. M. Houlès se ravisa alors, et, s'apercevant que la constitution scrofuleuse du malade apportait seule un obstacle à la cicatrisation, il se décida à envoyer ce jeune élève aux bains de mer de Cette, dans l'intention bien avouée de modifier sa constitution.

Une saison de bains n'amena pas la cicatrisation des plaies, mais modifia suffisamment la constitution du malade et la vitalité des parties ulcérées. Le jeune homme étant de retour à Sorèze, M. Houlès jugea convenable de rafraîchir de nouveau les bords des plaies, et en très-peu de temps on obtint une cicatrisation qui ne s'est pas démentie un seul instant. Hommage soit rendu à l'habile chirurgien qui, pour obtenir la guérison de son malade, a su avoir recours à l'auxiliaire le plus puissant qu'il pût invoquer !

Nous tenons ces détails de l'excellente mère du malade, qui, désespérant de la guérison de son fils, avait répandu bien des larmes, quelquefois en notre présence. Cette estimable dame nous fit connaître, quelques mois plus tard, la guérison obtenue, et la part de reconnaissance qu'elle conserverait aux bains de mer et aux soins dont j'avais entouré son fils.

Cette observation renferme tout un enseignement qui ne sera point perdu pour les praticiens. L'on sait combien de jeunes personnes du sexe ont été défigurées par des cicatrices énormes à la région du cou. Diriger cette cicatrisation, la rendre linéaire, doit être l'œuvre du médecin appelé. Nous sommes heureux que notre expérience, qui compte un bon nombre d'observations analogues, nous mette dans le cas de leur offrir un secours utile, un secours assuré, en les prévenant que toute action prématurée des caustiques et du bistouri ne fera qu'occasionner une perte de substance inutile, et déterminer des cicatrisations étendues au grand préjudice de la beauté.

3· Observation.

Engorgement du cou et de la face.

Nous pourrions également citer un grand nombre de guérisons obtenues dans les *engorgements glanduleux du cou et de la face*, par l'emploi de l'eau de mer en bains et douches.

N..., d'Alais (Gard), portait au cou et à la parotide gauche des engorgements glandulaires si considérables que la jeune personne en était défigurée. Après avoir suivi infructueusement pendant longues années des traitements dirigés par un praticien des plus distingués, la jeune personne fut envoyée à Cette pour user de l'eau de mer. — La première année ce ne fut qu'en boisson et en bains, et bien que les engorgements eussent diminué de volume, le bon effet obtenu avait retenti davantage sur l'état constitutionnel que sur l'état local. — La vitalité des glandes étant peu développée, la résolution de leur engorgement se ressent de cette torpeur vitale qui constitue leur signalement relatif. — C'est dans ces cas que l'emploi des douches devient indispensable. Toutefois il importe d'en user avec prudence, afin d'éviter une fonte purulente que l'abus de ce puissant moyen résolutif pourrait produire.

L'année suivante, Mlle. N... fut soumise à l'action des douches, action pénible à laquelle elle se prêta d'abord de fort mauvaise grâce; cependant elle ne fut pas long-temps à en prendre gaîment son parti, quand elle eut apprécié tout le bien qu'elle devait en attendre. L'engorgement diminua d'un bon tiers. — Ayant eu l'honneur de la voir dans le courant de l'année, je pus constater encore une plus grande diminution de volume. La troisième saison fut décisive par l'action combinée de l'eau de mer sous les formes variées de boisson, bains, douches, pansements. La résolution des engorgements fut complète, et le tempérament de la malade, qui était éminemment scrofuleux, devint sanguin. — Pour consolider les heureux effets obtenus, Mlle. N... est revenue aux bains de mer pendant deux autres saisons; elle jouit aujourd'hui d'une belle santé.

4ᵉ Observation.

Engorgements cervicaux et parotidiens.

La fille d'un de nos confrères, Mlle. V..., portait de légers engorgements cervicaux et parotidiens qui avaient résisté aux traitements les mieux combinés. — Les eaux de mer, auxquelles notre confrère eut recours pour sauver son intéressante fille, furent employées, pendant deux saisons consécutives, avec tout le succès qu'il désirait. On employa concurremment les bains avec les douches.

5e **Observation.**

Engorgement du périoste.

Nous pourrions citer un grand nombre d'observations sur les bons résultats obtenus des bains de mer combinés avec les douches froides de la même eau, dans les *engorgements du périoste* compliqués d'altération des os ; nous nous bornerons à un seul.

Mlle. J... portait à la jambe gauche un gonflement considérable du périoste avec ulcération de la peau, le tibia lui-même paraissait malade. La plaie était superficielle, mais la cicatrisation ne se faisait pas. Cette maladie était survenue à la suite d'une fièvre typhoïde, dont les conséquences avaient été d'altérer la constitution de la jeune personne qui nous offrit le tempérament lymphatique le plus prononcé. Son médecin, M. Waton de Carpentras, s'apercevant que tout traitement ordinaire était infructueux, dirigea la malade sur nos bains de mer. La jeune personne, en 1845, usa de l'eau de mer en bains et pansements. Nous n'avions recours aux douches que par intervalles pour aviver la partie locale, les suspendant au contraire lorsqu'elle paraissait trop surexcitée. — La malade, qui d'abord se faisait porter à la mer, put y aller à pied avant de quitter Cette; elle aurait même pu se promener si la prudence ne l'eût rappelée au repos. — Les effets consécutifs des bains furent une guérison complète. Mlle. J... revint en 1846 autant pour confirmer sa guérison que par reconnaissance. — Son tempérament était modifié et la jambe complètement guérie; la crète du tibia donnait la sensation d'une légère rugosité. Cette jeune personne s'est mariée après cette seconde saison, et elle jouit d'une santé florissante.

6⁴ Observation.

Ulcères scrofuleux.

Le nommé Laporte, des environs d'Agen, entré, comme passant, dans notre hôpital, pour n'y séjourner que quelques jours, était couvert d'ulcères scrofuleux sur tout le corps, et dans un état d'anémie si profonde, qu'il paraissait ne pouvoir survivre que peu de temps. Connaissant tout le bien que pourraient lui procurer les bains de mer, nous sollicitâmes de l'inépuisable charité de l'Administration de notre établissement, l'autorisation de conserver dans notre service ce malheureux, pour le soumettre à la médication qui, seule, pouvait le rendre à l'existence. — Nous eûmes la satisfaction de voir notre pronostic se réaliser bientôt, et, au bout de quarante jours de l'emploi des eaux de mer prudemment administrées, nous pûmes présenter à MM. les Administrateurs le même Laporte, qui, guéri de ces ulcères et *revivifié*, venait leur témoigner sa reconnaissance et leur montrer son rétablissement, qu'il disait miraculeux, comme un effet des eaux de mer.

7 Observation.

Ulcères scrofuleux.

M. F....., jeune homme de 22 ans (fils d'un notaire du département du Tarn), qui, atteint d'ulcérations scrofuleuses sur diverses parties du corps, était réduit, par suite de suppurations abondantes et de souffrances tant physiques que morales, au dernier degré de marasme; il était si affaibli, qu'à peine pouvait-il faire un peu d'exercice, et le peu qu'il faisait, à grand'peine, le jetait dans un grand abattement.

Ce malade avait suivi divers traitements conseillés par les praticiens les plus distingués du Tarn et de la Haute-Garonne; il avait fait usage des eaux thermales des Pyrénées le plus en réputation, et tout cela sans succès. — Il était malade depuis quatre à cinq ans, lorsque les eaux de mer lui furent prescrites; il se refusait de toutes ses forces de se rendre à Cette, tant il était découragé par tout ce qu'il avait tenté vainement jusqu'alors. — Ce ne fut que pour complaire à ses respectables parents qu'il obéit ; mais dire quel était son état physique et son état moral, surtout quand nous le vîmes arriver , serait impossible à décrire. « C'est le dernier sacrifice que je consens pour vous, dit-il à son père et à sa mère : probablement ce sera le dernier. » Il reçut nos encouragements et nos promesses avec reconnaissance, tout en ne les admettant que comme des fiches de consolation. Nous fîmes panser les plaies avec l'eau de mer, et nous lui fîmes prendre 10 bains d'eau de mer échauffée. Ses forces ayant un peu progressé , nous le déterminâmes à se baigner dans la mer, ce qu'il répéta une douzaine de fois. — Chose incroyable ! chose qu'on n'oserait raconter si on n'en avait été témoin soi-même ! après ces 24 bains , les ulcères furent complètement cicatrisés , les forces revenues avec la vie, et ce jeune homme , qui naguère ne pouvait faire quelques pas sans le secours d'un bras, fut en état de faire le voyage de Cette à Beaucaire, Nîmes et Montpellier, de visiter à pied les curiosités qu'offrent ces villes, et cela en peu de jours. — De retour, il put faire lui-même ses malles et tous les préparatifs de départ.

L'année d'après , M. F... est revenu prendre les bains de mer pour relever ses forces qui avaient éprouvé quelque déperdition à la suite d'une variole confluente, dont il avait été atteint dans le courant de l'année.

8ᵉ Observation.

Ulcérations multiples avec anémie bien prononcée.

Le nommé Mansion, ouvrier tailleur, d'une taille élancée, d'un tempérament scrofuleux, vint à l'hôpital de Cette après avoir subi divers traitements dans des hôpitaux du Nord de la France. Lorsqu'il vint à Cette, il sortait de l'hôpital de Montpellier, où il avait été long-temps en traitement. — Voici l'état dans lequel il se présenta à notre examen :

Etat anémique le plus complet par suite de souffrances éprouvées et aussi par cause constitutionnelle ; les deux clavicules étaient le siége de larges ulcérations ; les deux omoplates en portaient de très-étendues (nous parlons des régions); les os sous-jacents étaient atteints de carie ; la suppuration était très-abondante. A tous ces symptômes étaient jointes l'anorexie et l'insomnie. — Ce jeune homme, âgé alors de 21 ans environ et d'une taille très-élancée, ressemblait à un véritable squelette vivant. C'était la saison des bains, et cependant il y aurait eu nécessité pour lui de se rendre sur les frontières du Nord pour passer au conseil de révision. — Le malade était dans un état si grave, que j'aurais craint de lui conseiller un voyage de quelques lieues ; quelque peu d'espérance que j'eusse en sa guérison, je déclarai l'impossibilité de son déplacement et la nécessité de recourir aux bains de mer. — Une contre-visite ordonnée par le préfet, ayant conclu dans notre sens, cet homme nous resta après avoir été réformé.

Voici ce qui s'est passé à notre grande satisfaction, et qui est venu cependant donner un démenti formel à tous les médecins qui avaient donné des soins à cet intéressant malade, et qui, comme nous, avaient désespéré de lui. — Mansion prit des bains de mer avec beaucoup de précaution, pansa ses ulcères avec de l'eau de mer. En moins de quinze jours, la physionomie du malade s'épanouit, l'appétit revint, les digestions s'opérèrent bien, les ulcérations prirent un meilleur aspect, diminuèrent d'étendue, etc. Mansion avait à peine pris vingt bains que ce n'était plus le même homme. Cette saison de bains, qu'il prolongea autant qu'il lui fut possible, suffit pour opérer une guérison presque complète. — Désireux de parvenir à ce résultat dont il voyait la possibilité, ce jeune homme fixa son domicile à Cette, afin d'être à portée du remède auquel il devait son retour à la vie. — Mansion a acquis la taille de six pieds avec une forte corpulence, telle que peut l'offrir l'homme le plus vigoureux.— Il était devenu si sanguin, que, pendant son séjour à Cette, j'ai été souvent obligé de le saigner pour combattre chez lui des mouvements fluxionnaires vers la tête.

Voilà ce que j'ai vu et ce qui a été connu de toute la

population. Je ne connais pas de résultats plus beaux qui puissent être cités aux praticiens pour décider leur confiance en faveur des bains de mer. — Nous pouvons leur dire avec quelque assurance : Envoyez-nous les malades les plus gravement incommodés, adressez-nous *vos Lazares* et espérez beaucoup de nous; soyez bien convaincus que la mer ne craint la concurrence d'aucune eau thermale, essayez-en et vous jugerez ensuite. Nos guérisons sont et plus complètes et plus durables.

9ᵉ Observation.

Carie du tibia avec trajets fistuleux.

Le sieur Blanc, du Vigan, portait à la jambe gauche une carie de tout le tibia; des trajets fistuleux qui sillonnaient tout le membre rendaient une suppuration des plus abondantes. — M. Recolin, médecin distingué, qui avait épuisé pour lui toutes les ressources de l'art, pensa très-judicieusement que le seul moyen qu'il restait à tenter pour conserver le membre était les bains de mer. Ce jeune homme était si anémique, qu'il ne pouvait se supporter même sur des béquilles; son pauvre père le portait sur les bras. — Le premier effet qu'il obtint des bains fut de voir l'appétit se réveiller, les forces se relever, les souffrances et la suppuration diminuer. — Il y avait beaucoup de mieux lorsqu'il quitta Cette la première année.

Lorsque l'excitation qui suit l'emploi des eaux fut calmée, c'est-à-dire après un mois, un mois et demi, les phénomènes d'amélioration se dessinèrent de plus en plus, relativement aux forces, aux ulcérations, etc.; il y eut expulsion de plusieurs esquilles de l'os carié. — La seconde année, le malade nous arriva dans un meilleur état de santé, tant générale que locale, pouvant marcher avec des béquilles, etc. L'emploi des eaux pendant cette saison, prises en bains, douches locales, pansements et boisson, fut encore plus heureux : des esquilles très-grosses se détachèrent de dessus la crète du tibia ; le mieux se prononça de plus en plus, et pour la jambe, et pour la constitution générale. — Lors de la troisième année, il arriva à Cette avec un bâton sur lequel il s'appuyait légèrement. — M. Recolin, qui a continué à donner des soins au jeune Blanc, nous a assuré qu'il avait retiré, de la jambe de ce malade, des esquilles en assez grand nombre pour constituer tout un tibia. Cet os s'est donc renouvelé en entier. — Trois saisons ont donc suffi pour la guérison radicale d'une maladie qui, aux yeux de beaucoup de praticiens, aurait réclamé l'amputation du membre. — Mais l'amputation n'aurait pas remédié à la cause constitutionnelle de cet état morbide, qui probablement se serait reproduit sur un autre membre, comme cela se voit malheureusement trop souvent. — Nous avons devers nous beaucoup de faits qui prouvent qu'on ne doit avoir recours à une amputation ou ablation quelconque qu'après avoir modifié ou totalement changé la constitution, ou bien qu'après avoir détruit le vice qui a donné lieu à la maladie. — Ces exemples sont fréquents dans les grands hôpitaux. Il est peu de grands chirurgiens qui, dans le principe de leur pratique, n'aient reçu de sévères leçons de l'oubli de ce dogme médical. — Oui, le traitement médical doit précéder toute grande opération, dans le plus grand nombre de cas, attendu qu'il est peu de maladies chirurgicales graves dont l'origine ne remonte à un vice constitutionnel *scrofuleux*, *syphilitique*, *cancéreux*, ou autres. — Un autre dogme non moins important est celui de l'*économie des forces* ; l'opéré en conservera-t-il assez pour suivre toutes les phases de la suppuration, etc., etc.? La conscience de l'opérateur doit répondre affirmativement à cette question, avant que sa main s'arme du fer tranchant.

Trois saisons de bains ont procuré une guérison complète et conservé un membre que l'on aurait, sans succès aucun, amputé, puisque le vice scrofuleux, qui avait provoqué et déterminé les désordres subsistant encore, aurait porté ses effets destructeurs autre part (1).

(1) Voir l'Observation Nº 19.

La médication a eu pour résultat de détruire le vice scrofuleux, et de modifier à tel point la constitution de Blanc, que de scrofuleux qu'il était, il est devenu sanguin (1). — Honneur donc au docteur Recolin de n'avoir point désespéré des ressources de la nature chez son malade et de la puissance de l'eau de mer ! Cette conduite de sa part est d'autant plus belle, qu'il a sacrifié par là l'occasion de faire une grande opération de laquelle son talent chirurgical aurait obtenu plus de retentissement dans le public. Nous le félicitons d'avoir préféré son devoir à un vain bruit de renommée, auquel succombent trop souvent des chirurgiens d'ailleurs estimables.

10e Observation.

Maladies articulaires, coxalgie.

Les bains de mer (comprenant toutes les formes de douches, etc.) sont le moyen le plus prompt et le plus puissant contre les affections articulaires de nature strumeuse ; des exemples fourmillent annuellement sous

(1) Ce n'est point là une figure de rhétorique ; écoutons le célèbre Buchan. « Le passage, dit-il, d'un état faible et languissant à une santé vigoureuse et fleurie, se fait quelquefois avec tant de rapidité, pendant le court espace de temps qu'on prend les bains de mer administrés à propos, qu'il est souvent difficile de reconnaître les personnes qui quelques semaines auparavant étaient venues, maigres et convalescentes, chercher la santé sur les côtes. »

nos yeux. — Nous pouvons même assurer qu'employés à temps et à propos, ils préviennent la coxalgie, si fréquente de nos jours chez les jeunes filles. L'allongement du membre en est ordinairement l'annonce irrécusable.

Le fils de M. C..., négociant à Avignon, fut porté à Cette, en 1837, pour y prendre les bains de mer. La jambe offrait déjà 5 à 6 centimètres d'allongement, et l'articulation coxo-fémorale offrait un gonflement assez considérable. — Quoique le jeune malade ne souffrît pas, il fut assujetti à garder le repos le plus absolu. Il fit usage, pendant un mois environ, des bains et des douches en arrosoir. L'allongement cessa, et le gonflement articulaire disparut sous l'influence de ce traitement ; ainsi fut prévenue et arrêtée dans le principe, une maladie dont les conséquences sont si graves. — Neuf ans après, nous avons revu ce jeune homme ; il ne présentait aucune trace de la maladie primitive ; seulement, il a toute la faiblesse d'un tempérament lymphatique prononcé. Il est regrettable que son médecin ne lui ait pas conseillé, en 1838, 1839, etc., de revenir à la mer : il est plus que probable que son tempérament en aurait reçu une forte modification, et que les globules rouges auraient pris de la prépondérance sur les globules blancs.

11ᵉ Observation.

Déviation dans le système osseux des membres.

B..., âgé de 10 ans, fils d'un homme de loi de notre département, avait les membres supérieurs et inférieurs tout contournés. Il fut envoyé aux bains de mer : une seule saison ne suffit pas pour modifier sa constitution, mais l'effet fut assez puissant pour qu'on vît, peu de temps après l'usage des eaux, les membres se redresser peu à peu, et cela sans le secours d'aucun moyen mécanique.

Remarques. Nous saisirons cette occasion pour avertir nos confrères que, dans le plus grand nombre de cas, l'effet salutaire des bains de mer ne commence à se manifester qu'un mois et demi après le retour des malades dans leurs foyers; il faut attendre que l'excitation produite par la mer soit calmée pour juger de l'effet de cette médication, effet bienfaisant qui se prononce de plus en plus à mesure qu'on s'éloigne davantage de l'époque où les bains ont été pris. — Si le malade est trop surexcité, le devoir du médecin est de prescrire le repos et de calmer autant qu'il est en son pouvoir de le faire, en s'abstenant d'employer des moyens qui annihileraient directement l'action produite par *l'abus des bains* ou par la disposition constitutionnelle des ma-

lades. Cet abus tient souvent à l'indocilité des malades ,
à des exemples contagieux , etc. En général , les baigneurs sont fiers et heureux de compter un grand
nombre de bains ; de pouvoir dire : Ma saison a été de
30 , 40 bains. C'est là un aveuglement qui est inhérent
à la nature humaine. N'importe , nos avertissements au
public ne se ralentiront point. Nous lui dirons qu'ici
l'axiome *Le plus emporte le moins* n'est point de mise.
Nous dirons aussi à nos Confrères qui sont éloignés de
la mer, de s'abstenir de tout conseil à leurs malades
relativement aux Bains de mer, en laissant aux Médecins de la localité maritime la direction d'une médication qui leur est familière. — Nous l'avons déjà dit, la
mer ne saurait être responsable des fautes et des in-
conséquences des malades. — Notre zèle et notre dévouement n'ayant jamais failli à l'intérêt des baigneurs , nous
déclinons même responsabilité.

12e Observation.

Dartres rongeantes.

Les départements du Cantal , de la Lozère , de l'Aveyron , nous fournissent bon nombre de ces affections se
dessinant plus spécialement sur les pommettes , les ailes
du nez et les lèvres. L'eau de mer en lotions , pansements , boisson et bains , arrête non-seulement le mal ,
mais quelquefois le guérit.

Une fille des environs de Toulouse, âgée de 45 ans environ, portait un ulcère de ce genre à la lèvre supérieure. La maladie avait été traitée à plusieurs reprises dans des hôpitaux desservis par les meilleurs praticiens, qui tous n'avaient obtenu que des améliorations momentanées. Sous l'influence des eaux thermales de Luchon, l'ulcère avait guéri, mais avait récidivé peu de temps après. — On finit par lui conseiller les bains de mer. La malade arriva à Cette, n'espérant, disait-elle, pas plus d'effet de nos eaux que des nombreux moyens qu'elle avait déjà tentés. — Nous l'assurâmes que les guérisons obtenues par l'eau marine étaient de bien plus longue durée que celles obtenues par les eaux sulfureuses, et que nous espérions que sa maladie, après notre traitement, ne serait plus sujette à récidive. — La cicatrisation fut complète en moins de quinze jours : la lèvre, siége du mal, conservait encore de la dureté. Peu à peu cette dureté diminua, et au bout d'un mois la malade fut complètement guérie. — Cinq saisons se sont écoulées depuis son apparition à Cette, et la maladie qui l'avait tant tourmentée n'a point reparu.

13ᵉ Observation.

Maladie par rétrocession cutanée.— Effets attractifs des Bains de mer, etc.

M. le comte de B..., du département de l'Ariège,

m'a raconté ce qui suit : « Vous voyez aujourd'hui en moi un Hercule (ce sont ses expressions), vous auriez vu un cadavre ou à peu près il y a quatre ans. Voici ce qui s'est passé. J'étais tourmenté depuis long-temps d'une douleur à la région épigastrique contre laquelle tous les moyens échouèrent ; des vomissements et une diarrhée continuelle vinrent compliquer mon état et me conduisirent au dernier degré du marasme. Je n'avais rien négligé pour conjurer le mal ; toutes les sommités médicales de Toulouse m'avaient prodigué leurs soins et leurs conseils, tout avait été inutile. Je me mourais à la fleur de l'âge, laissant une grande fortune et un beau nom. Décidé à tout faire ou pour guérir ou pour mettre fin à une si cruelle existence, je faisais tout ce qui me passait par l'idée. — Mes souvenirs ne me reprochaient rien, cette fiche de consolation m'était même refusée. — J'appris alors que beaucoup de personnes se dirigeaient sur *Biarrits*, près Bayonne, où l'on prend des bains de mer dans l'Océan ; l'énergie morale ne m'avait pas abandonné, et tout souffrant, tout faible que j'étais, je m'y fis transporter à petites journées. Arrivé sur les lieux, je me reposai quelques jours, et je pris des bains de mer sans consulter de médecin, de crainte qu'on ne me détournât de ma résolution. Je supportai bien les premiers bains, ce qui m'encouragea. Sous leur influence, ma douleur épigastrique diminuait, les vomissements et la diarrhée aussi. A peine eus-je pris dix bains que je sentis une démangeaison très-vive sur la région de l'estomac, et quel fut mon étonnement d'y découvrir une *dartre.* — Dès son apparition, douleur, vomissement, diarrhée, tout cessa complètement. — Dès ce même moment l'appétit augmenta, les forces revinrent, et en peu de temps je devins aussi fort et aussi vigoureux que par le passé. Depuis cette époque, je prends chaque année quelques bains de mer à titre de reconnaissance de ce qu'ils m'ont rendu et l'existence et le bonheur (année 1838). »

14° Observation.

Erysipèles habituels.

Des érysipèles survenaient chaque mois, souvent plusieurs fois par mois, à Mlle. P..., de l'Aveyron, laquelle était affligée, en outre, de tumeurs scrofuleuses fixées au cou. — Le flux menstruel était irrégulier. — Elle fut envoyée à Cette pour y prendre les bains de mer, afin de modifier son tempérament et de résoudre les engorgements cervicaux.— Après un examen attentif de la malade, nous pûmes appuyer ses espérances d'un pronostic favorable, ce qu'une première saison confirma en partie. De retour l'année d'après, sa constitution générale nous parut bien améliorée : il ne restait que de légers engorgements cervicaux ; les érysipèles avaient totalement disparu. Depuis les bains, le flux menstruel avait été régulier pendant toute l'année, seulement il était peu abondant, et elle éprouvait quelques douleurs à chaque période. — A cela près, sa santé générale était beaucoup améliorée.— Nous ne l'avons plus revue, ce qui nous induit à penser qu'elle doit être complètement rétablie.

15ᵉ Observation.

Dispositions catarrhales par inertie du système cutané.

Un de mes amis, M. R..., médecin dans le département du Gard, était continuellement pris de catarrhe et d'une sensibilité très-vive par toute espèce de vent ; il avait beau se couvrir de flanelle et multiplier les vêtements de laine jusqu'à s'en surcharger, l'air l'impressionnait toujours, et l'hiver se passait pour lui en une succession de catarrhes. — Etant venu me faire une visite à Cette, il me témoigna les craintes qu'il avait que cette cruelle disposition ne le conduisît à un état valétudinaire permanent. — Je l'engageai à user des bains de mer : il en prit douze. — Depuis lors, il s'est trouvé bien moins impressionnable ; il n'a plus eu besoin de s'écraser sous le poids des vêtements, comme par le passé, et cette année, à rigoureusement parler, il n'a pas contracté de catarrhe. L'impressionnabilité catarrhale a été peu à peu corrigée ; il jouit aujourd'hui de la plus brillante santé.

(74)

16ᵉ Observation.

Douleurs rhumatiques nomades. — Effet tonique des Bains de mer bien évident (1).

« De longues fatigues physiques et morales ont déterminé en moi une grande faiblesse que des sueurs très-abondantes entretiennent. J'éprouvais des douleurs rhumatismales qui se sont portées alternativement sur toutes les parties du corps, changeant de siége d'un moment à l'autre : en été, se portant de préférence de la peau sur l'estomac et les intestins ; en hiver, sur les membres et l'enveloppe osseuse du thorax, de manière à simuler une véritable pleurésie (une douleur pleuréti-que). Ces douleurs ne restent que quelques heures sur la même partie : pendant long-temps, de la poitrine elles se portaient sur le testicule droit avec douleur vive et gonflement considérable (quelquefois plus volumi-neux que le poing) ; au bout de quelques heures la dou-leur disparaissait, le gonflement aussi ; le testicule re-venait à son volume ordinaire, et n'offrait pas plus de sensibilité que son congénère du côté gauche. — Les épaules, surtout celle du côté gauche, ont été un siége de prédilection pour les douleurs. Quand elles se fixent sur les intestins, c'est une véritable entéralgie qui me

(1) Cette Observation nous a été fournie par le malade lui-même, M. V. P.

cause les plus vives souffrances. — Après les moyens et les attentions que réclame l'hygiène, j'ai vainement consulté les célébrités médicales de Montpellier et de Toulouse. Les eaux de Luchon et de Bigorre ne m'ont produit aucun effet salutaire; elles ont même empiré mon état d'excitation. — J'étais continuellement en sueur; ma peau étant toujours rhumatisée, la plus légère impression de l'air me faisait horriblement souffrir, et m'obligeait à me couvrir de flanelle même en été. — Mes fatigues n'en continuaient pas moins, et je redoutais l'emploi des bains de mer, lorsque je fis la rencontre de M. le docteur Viel qui m'y détermina. D'après son avis, je commençai par des bains d'eau de mer à 23° pris dans une baignoire. Après le sixième bain, me trouvant mieux, je me décidai à en prendre dans la mer; je choisissais l'heure de midi, mes occupations me laissant à ce moment un peu de repos. J'en pris la première année six, non d'une manière continue, mais par intervalles. Les bains chauds étaient de trois quarts d'heure; ceux pris dans la mer de quelques minutes seulement. Après les premières immersions dans la mer, je pus quitter la flanelle pour ne la reprendre qu'à la fin d'octobre. Mes forces générales étaient plus grandes, et je ne souffrais presque pas des impressions atmosphériques, ou du moins je n'y étais plus aussi sensible. Un tel résultat aurait dû me porter à continuer les bains ; mais emporté par l'ardeur du travail et ne consentant à me soigner que lorsqu'il y a indispensabilité, je n'ai guère pris en tout que 12 à 15 bains pendant les années 1840, 1842 et 1843. — Pour me bien porter, je devrais chaque année me plonger quelquefois dans la mer. J'ai remarqué que les années pendant lesquelles je me suis baigné, j'ai moins souffert de mes douleurs ; je n'ai pas eu besoin de me couvrir autant pendant les mauvais jours d'hiver, et la diaphorèse a été moins abondante. — Voici un fait curieux de l'action puissante d'un seul bain : En 1844, mes fatigues étaient excessives, et mes sueurs plus abondantes me jetèrent dans une faiblesse désespérante. Un samedi, à 3 heures de l'après-midi, ayant du travail par-dessus la tête, je me traînai jusqu'à l'établissement où je me fis préparer un bain d'eau marine à 24° dans lequel je demeurai une heure. A ma sortie, je me sentis frais et dispos, et pus me livrer gaîment à mes occupations. Mais ce qui est digne de fixer l'attention de MM. les Médecins, c'est que le goût de sel se continua du samedi au mercredi suivant, jour où cette sensation de sel dans la bouche me quitta dans l'après-midi, ce qui annonce une absorption bien évidente des sels de la mer dans des cas spéciaux. Le bien-être obtenu de ce bain se continua pendant 12 à 15 jours. » — Cette Observation nous a paru assez curieuse pour devoir être rapportée sans commentaires.

17e Observation.

Bronchite chronique.

M. d'Arbel , chef de bataillon au 47e régiment d'infanterie de ligne , était atteint, depuis plus de dix ans , d'une bronchite qui avait résisté aux traitements les mieux combinés et les plus énergiques , etc. En 1834, étant en garnison à Cette, il prit trente bains d'eau de mer, chauffée par son exposition aux ardeurs du soleil. — Il se vit de jour en jour soulagé, et plus tard complètement guéri de sa cruelle et longue maladie. L'automne et l'hiver suivants se passèrent sans qu'il en éprouvât la plus légère atteinte; il n'eut pas même à souffrir du plus léger catarrhe, bien que les manœuvres de son bataillon le retinssent plusieurs heures de la journée en plein air. — Le chirurgien aide-major de son régiment , qui avait été témoin des longues souffrances de son commandant , n'en revenait pas d'étonnement sur l'efficacité des bains de mer contre une maladie qu'il croyait incurable. — La guérison a été complète et sans rechute.

18e Observation.

Bronchite chronique.

Nous pourrions citer aussi les heureux effets que nous avons obtenus chez la petite Maria Poulle , atteinte d'une bronchite importune qui a causé bien des alarmes à son excellente mère. — Une trentaine de bains, pris dans une baignoire avec l'eau de mer à une basse température, l'ont complètement débarrassée des *accès* de sa cruelle maladie, qui avait résisté aux traitements dirigés par les meilleurs Médecins de la Capitale ; seulement, quelques mois après l'emploi des bains, je lui fis faire des insufflations avec la poudre d'alun, qui complétèrent la modification locale. L'hiver rigoureux que nous venons de traverser n'a en rien éprouvé la petite malade ; elle n'a pas eu le moindre catarrhe. Cette jeune enfant est aujourd'hui d'une fraîcheur et d'un éclat de santé qui font plaisir à voir.

19ᵉ Observation.

Inflammation chronique des yeux.

Nous ne saurions trop recommander l'usage des bains de mer dans les inflammations chroniques des yeux avec *taies.* Chaque saison nous amène des enfants de tout âge qui en sont péniblement atteints. Il en est qui, à leur arrivée, ne peuvent supporter la moindre lumière sans en éprouver de vives douleurs. — Annuellement, nous sommes témoins des plus heureux résultats de l'eau de mer en bains et en collyre : une trentaine de bains suffisent pour que les taies disparaissent, et que le petit malade puisse affronter les rayons du soleil et la réverbération la plus vive. — Mais si l'on abuse des bains, on détermine une surexcitation inflammatoire qui vient détruire les résultats obtenus. Citons un exemple.

Une petite fille de Rhodez, après 36 bains, se trouvait guérie d'une ophthalmie scrofuleuse avec taie. Sa grand'-mère, heureuse de ce succès, pensa qu'en continuant l'emploi du même remède jusqu'à double dose (72 bains), elle en finirait avec cette cruelle maladie. Le résultat ne répondit pas à son attente; une inflammation des plus aiguës (aux yeux) fut la conséquence de son imprudence. La pauvre enfant, qui avait recouvré la vue par les bains, faillit la perdre par l'abus de la même médication. L'enfant partit de Cette avec cette inflammation suraiguë. — Quatre ans après, je la reconnus sur notre plage : une tumeur blanche, qui occupait le doigt annulaire de la main gauche, l'avait ramenée à Cette. Nous apprîmes de la grand'-mère, relativement au fait qui nous occupe, que l'inflammation suraiguë ayant été convenablement traitée, les yeux de sa petite-fille avaient repris tout leur éclat et qu'elle n'en avait plus souffert; mais que depuis deux ans, sans cause appréciable, le doigt annulaire de la main gauche était devenu douloureux, s'était gonflé, etc.

Cette Observation renferme une leçon pratique très-intéressante. Lorsque les symptômes locaux ont disparu de bonne heure dans les affections scrofuleuses , il faut bien se garder de suspendre le traitement et de considérer la maladie comme guérie. — L'affection générale mérite encore toute l'attention du Médecin. Quand il s'agit surtout de l'enfance, il ne faut pas craindre l'emploi des bains de mer pendant quelques années de suite. L'on doit se méfier des changements de forme et de siége du vice scrofuleux. De nombreux et douloureux exemples m'ont donné à cet égard une entière conviction.

Un fait remarquable à signaler, c'est la fréquence de l'engorgement scrofuleux du *doigt annulaire*, relativement à celui des autres doigts. J'en ai recueilli plus de vingt exemples. — Cette affection du doigt annulaire, le plus souvent suite d'une *métastase* est très-tenace et demande plusieurs saisons de bains de mer pour disparaître, pendant que les affections oculaires, sous la dépendance du même principe, cèdent si facilement !

20ᵉ Observation.

Ophthalmie lymphatique.

M. Marignan de Millau (Gard), âgé de 24 ans environ , étudiait en théologie à la faculté de Montauban. — Des ophthalmies fréquentes le forcèrent souvent de suspendre ses études. — Divers traitements ayant été suivis sans succès, on conseillait au malade de renoncer à une carrière qui comportait des études sérieuses et continues, auxquelles il ne pourrait se livrer vu le mauvais état de ses yeux. — Ce jeune homme était désespéré de l'avenir qui l'attendait, lorsque les bains de mer lui furent conseillés. Arrivé à Cette, il vint nous consulter : les deux cornées (opaques et transparentes) étaient fortement injectées, la conjonctive boursoufflée formait un bourrelet gélatineux d'un aspect jaunâtre. La sensibilité des yeux était exquise : le malade était obligé de porter des lunettes dont les verres étaient de couleur très-foncée, pour modérer l'action des rayons lumineux. La moindre lecture causait de vives douleurs. — Les yeux furent bassinés avec l'eau de mer, et les bains commencés avec la plus grande prudence. Peu de jours s'étaient écoulés, et le malade était déjà mieux, bien mieux. Après quinze jours de ce traitement, il fut si bien qu'il put composer et écrire un sermon qu'il prononça dans le temple de Cette. — Le malade partit au bout d'un mois complètement guéri. — Nous avons appris que M. Marignan avait repris ses études peu après la saison des eaux, sans que son ophthalmie ait reparu. Il a pu prendre ses grades sans malencontre ; il exerce aujourd'hui les fonctions de Pasteur à *Calvisson*, département du Gard.

21e Observation.

Affection par l'utérus.

Madame de B...., de Lyon, à la suite d'avortements souvent renouvelés, qu'accompagnaient des pertes utérines fréquentes, éprouvait des douleurs lombaires qui l'obligeaient à garder habituellement le repos, soit sur un lit, soit sur un canapé. Quand elle arriva à Cette, en 1844, elle était dans un état d'anémie la plus profonde. Les voies digestives participaient de cet état de faiblesse. La malade ne pouvait faire quinze à vingt pas sans être obligée de s'asseoir; aussi se faisait-elle accompagner d'un pliant en X. — Après quelques bains pris avec la plus grande précaution, Mme. de B..... put commencer à faire de l'exercice en plein air. — De jour en jour on vit l'appétit augmenter et les digestions devenir plus faciles, plus actives, les forces générales se relever, etc. Les bains furent toujours pris avec la plus grande prudence. — Après un mois et demi de séjour à Cette, pendant lequel Mme. de B.... prit une quarantaine de bains ou fractions de bains, sa constitution fut complètement revivifiée.

Plusieurs dames de ses amies, que les mêmes indispositions (de source utérine) avaient amenées à Cette, eurent à se repentir de n'avoir pas eu même déférence pour nos avis, et d'avoir usé démesurément de la mer.

Quelques mois après , M. de B.... m'écrivait : «Grâce à vos conseils, aidés du brôme et de l'iode, etc., contenus dans l'eau de mer, ma femme est grasse et bien portante , tandis que ses follettes compagnes n'ont éprouvé que des fatigues : une Madame de la P...... a gardé le lit tout l'hiver. Voilà une preuve de plus des différences d'action des eaux minérales , suivant le sage ou imprudent emploi qu'on en fait.»

22ᶜ Observation.

Paraplégie.

Je me trouvais sur le bord de la mer lorsque je vis arriver, en porteurs , un homme âgé d'environ 45 ans. Cet homme était de Vienne (en Dauphiné), il était perclus des membres inférieurs; il venait des eaux de Balaruc. On le déshabilla et, placé sur une chaise, on le déposa dans l'eau. Il fut ainsi baigné matin et soir. Au bout de quelques jours , il put se soutenir sur ses jambes. Après un mois de séjour, il partit, marchant avec assez de facilité. Arrivé à Nîmes (ce qu'il nous a raconté à son retour), il put atteindre, à marche forcée, la voiture , qui était déjà partie ; mais lorsqu'il l'atteignit, il était trempé de sueur. Exposé au courant d'air d'une voiture tout ouverte, il contracta un catarrhe , et la paralysie reparut mais avec moins d'intensité qu'auparavant.

Il nous revint la saison d'après , marchant avec des

béquilles. Cette fois, il fut assez heureux pour compléter sa guérison et faire cadeau de ses potences à la mer. Nous n'avons plus eu de ses nouvelles.

Nous regrettons que les idées médicales, quant aux paralysies, ne se tournent pas davantage du côté de la mer. Il est probable que nous aurions de beaux succès à enregistrer, surtout pour les *paraplégies* (1).

23ᵉ Observation.

Trouble dans les idées.

M. E. F..., de Toulouse, arriva à Cette en 1842. Ce jeune homme, à la suite d'une affection cérébro-spinale qui avait offert des symptômes fort graves, était resté dans un état d'excitabilité nerveuse des plus grands ; ses idées étaient troublées ; enfin, il était dans l'impossibilité de se livrer à aucune occupation. Nous lui fîmes prendre des bains de courte durée, précédés d'affusions générales sur la tête ; en peu de jours, tous les désordres nerveux disparurent et l'intelligence reprit tous ses droits. Après un mois de traitement, il rentra à Toulouse, sain de corps et d'esprit. — Les docteurs Roque d'Orbscastel, père et fils, praticiens distingués

(1) Le docteur Rousset m'a dit souvent que, s'il a obtenu quelques succès, dans les paraplégies et autres affections du rachis, de l'action des douches à Balaruc, il l'avait dû à l'emploi de l'eau minérale entièrement refroidie, — déclaration d'un haut intérêt à cause du caractère de ce Médecin.

de cette ville, qui avaient conseillé les bains de mer en désespoir de cause, furent fort étonnés d'un résultat si prompt et si heureux. En 1843, M. F... revint à Cette prendre une seconde saison ; nous le vîmes à son arrivée : il ne tarissait pas en expressions de reconnaissance; il était si heureux de son bien-être actuel, qu'il se plaisait à raconter l'état maladif auquel il avait échappé, grâce aux bains de mer. Il nous promit de suivre en tout point les conseils que nous lui avions donnés l'année d'auparavant et qui lui avaient si bien réussi.—Bien loin de là, il se mit à prendre des bains prolongés et répétés sans affusion, etc. etc.; il en résulta une surexcitation des plus graves; nous ne le vîmes point à son départ. Plus tard, nous trouvant de passage à Toulouse, nous aperçûmes M. F... qui *vaguait* dans les rues. Son médecin, M. Roques, nous apprit que le malade lui avait fait l'aveu de toutes ses imprudences, s'étant dirigé lui-même, etc. Je n'ai plus eu de ses nouvelles ; j'ignore si, l'excitation minérale étant tombée, il aura repris toute son intelligence.

Cet exemple vient à l'appui de ce que nous avons rappelé plusieurs fois sur la nécessité d'une bonne direction, car du bien au mal il n'est qu'un pas.

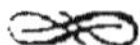

REMARQUES.

Nous avons souvent obtenu des bains et des douches
de précieux résultats pour remédier aux douleurs lombaires et aux épuisements qui, chez le sexe, sont la
suite d'écoulements vaginaux continus, d'hémorrhagies utérines passives, de fausses couches réitérées.
Ces indispositions, en devenant chroniques, conduisent
les malades dans la plus profonde anémie, les forcent à
garder le repos le plus complet, et dans bien des cas
empêchent la déambulation.

Il est des Médecins qui, ne considérant nos eaux
salines que sous le rapport de leur température et négli-
geant de faire la part des principes minéralisateurs, ont
craint qu'elles pussent agir comme répercussives, tandis
qu'au contraire elles agissent comme éminemment exci-
tantes du système cutané. — Nous les rassurerons, en
leur disant que les baigneurs, en général, qui prolongent
assez leur séjour dans l'eau, offrent à leur sortie tout
leur corps d'une belle rougeur, comme s'il était couvert
d'une éruption rubéolique. Chaque année nous fournit
quelques cas de varioles, rougeoles, scarlatines, etc.,

écloses dans les bains de mer : seulement, nous avons noté que la fièvre et l'inflammation en sont plus vives qu'à l'ordinaire. Ajoutons que la mer enlève à ces fièvres éruptives leur caractère contagieux ; en effet, les jeunes sujets qui viennent à Cette porteurs du germe de ces affections, ne l'ont jamais communiquée aux habitants de la ville. Nous avons vu quelques exemples d'effet attractif que nous aurions pu citer, mais l'histoire de M. le comte de B..., que nous avons rapportée, nous a paru à cet égard devoir enlever tous les doutes.

Tous les jours nous sommes consulté, pendant la saison des bains, pour de jeunes personnes dont la première époque a paru au sortir d'un bain ; — le plus ordinairement pour d'autres demoiselles dont les époques, sous l'influence de la mer, ont avancé de 8 et 10 jours. Ces cas sont fréquents. Mes souvenirs ne me rappellent rien de fâcheux à reprocher aux bains de mer.

Je me sers avantageusement de ces bains, soit pour hâter, soit pour ralentir la fonction périodique, en modifiant la durée de l'immersion, en réglant l'impression de l'eau, etc., etc.

Sous le rapport chirurgical, nous avons vu de si belles et de si nombreuses guérisons, que notre confiance dans l'eau de mer est inébranlable. Il serait à désirer qu'on interdit à tout Chirurgien (dans les maladies chroniques réputées chirurgicales) de pratiquer une grande opération, sans, au préalable, avoir envoyé les malades à la mer. Quand on pense à ce qu'il doit en coûter de force morale pour le sacrifice d'un membre, l'on ne saurait trop épuiser d'avance les ressources non sanglantes qu'offre l'hydrologie *talassienne* (1).

La médication par les Bains de mer est loin d'être indifférente. — Nous avons été à portée de constater plusieurs fois le danger d'une réfrigération trop forte à la suite d'immersions trop prolongées, surtout chez les enfants. Nous avons, dans notre pratique, rencontré des cas qui ont offert la plus grande gravité et la plus grande difficulté pour rappeler la chaleur vitale, en employant les moyens les plus actifs que l'art tient à notre disposition. — Nous avons vu de jeunes enfants rester 8 et 10 heures avant de recouvrer leur chaleur vitale. — Il en est qui ont été plusieurs jours avant de reprendre leur santé habituelle, et qui auraient immanquablement péri sans les soins éclairés dont ils ont été entourés. Il faut que la durée du bain soit en rapport avec la température de l'eau, la force du malade et l'état de l'atmosphère. Si la constitution chimique de l'eau varie peu, il n'en est pas de même de sa température qui augmente ou dimi-

(1) De Θαλασσιος, de la mer, maritime, etc.

nue de plusieurs degrés en quelques heures, suivant les variations atmosphériques. — Quand l'atmosphère est normale, la mer offre une variante de deux degrés entre 10 heures du matin et 3 heures de l'après-midi. Si le vent tourne subitement du midi au nord et nord frais, la mer baisse en quelques heures de 8 et 10 degrés. L'on comprendra facilement qu'un Médecin qui veille sans cesse sur les variations qui peuvent survenir dans l'air et dans l'eau à l'aide de bons instruments de physique, est bien plus à même de diriger la suspension ou l'emploi modifié des bains, etc. La connaissance météorologique de la localité lui permet même des prévisions impossibles à des étrangers (1).

Douches.—Pour la résolution des engorgements glanduleux, je tire un grand parti des douches concurremment avec la boisson. L'objet de la douche est de réveiller la vitalité des parties engorgées : la grande difficulté est de rester dans la zone intermédiaire au-delà et en deçà de laquelle il y aurait surexcitation inflammatoire ou induration, etc. Il importe de savoir alterner les bains avec les douches, de suivre avec une incessante attention les degrés de sensibilité et d'indolence de la partie que l'on veut résoudre, etc. Nous nous trouvons très-bien des douches

(1) *Voir* nos Observations météorologiques.

pour favoriser la sortie des séquestres osseux dans les cas de nécrose ; pour favoriser la séparation et la sortie des esquilles des os cariés , ou pour obtenir la résolution des périostoses. — La puissance qu'a l'eau de mer de consolider le cal, suite de fracture, est populaire. — Nous employons toujours les douches à la température naturelle de l'eau.

Le nombre des bains est relatif également à la susceptibilité individuelle. Bien des inflammations viscérales ont été la conséquence d'immersions trop prolongées et trop long-temps répétées. L'inexpérience des malades, à cet égard, les expose à de graves leçons. Oui, nous ne craignons pas de le répéter à satiété, s'il est une circonstance dans laquelle l'homme abdique sa raison, c'est dans l'emploi des remèdes importants. Tous les jours les Médecins-Inspecteurs des Bains de mer enregistrent des imprudences qu'on ne passerait pas à des enfants. On dirait que, de parti pris, on veut braver le danger, n'importe les avis désintéressés d'un Médecin honnête homme. — On se complaît à rivaliser d'imprudence et d'étourderie avec Monsieur tel, avec Madame telle. Oubliant les différences de tempéraments et de conditions sanitaires, on n'est occupé que d'un but, celui d'arriver le premier à tel chiffre de bains, etc.

Les Médecins éloignés des sources ont bien aussi leur

part de culpabilité ; en voulant intervenir dans les médications hydrologiques qui ne leur sont pas familières, ils placent leurs malades dans l'alternative pénible d'une divergence d'opinion médicale sur la conduite qu'ils auront à tenir. Nous avons vu des Médecins à réputation faire prendre, dans la même journée, un bain à la mer et un bain d'eau douce en ville : cette pratique est vicieuse de tous points, c'est du travail à la *Pénélope*, c'est défaire le soir ce que l'on a fait le matin ; — d'autres Médecins également fameux pousser l'excitation minérale beaucoup trop loin, et faire marcher de front le traitement anti-phlogistique le plus énergique avec l'emploi des Bains de mer. On recule d'étonnement lorsqu'on pense que l'enjeu de pareilles expériences est la vie de plusieurs hommes.

Pour obtenir des effets salutaires des bains minéraux, il faut que, par leur manière d'agir, ils modifient la constitution générale et locale ; mais, pour que ce changement de vitalité ait lieu utilement, il faut qu'il arrive lentement. L'idée de Bordeu et autres Médecins de faire passer à l'état aigu les maladies chroniques est *médicale*, à la condition d'une grande circonspection et d'un calcul sagace, pour éviter un dénouement funeste. C'est bien le cas de dire : *Est modus in rebus.* Mieux vaudrait livrer une maladie chronique à ses solutions naturelles, que d'aventurer la vie d'un seul malade.

Les gonflements scrofuleux du nez et des lèvres sont un des cas médicaux qui, traités à la mer, réclament le plus de tact et de perspicacité de la part du Médecin dans l'emploi des bains, douches, etc. Ces fluxions sont plus réfractaires à l'art médical que des affections réellement bien plus graves : c'est ainsi qu'une personne couverte d'ulcères scrofuleux obtient des effets plus prompts des eaux de mer, que celle qui ne présente qu'une fluxion nasale et labiale ; — d'où, un traitement différent dans l'un et l'autre cas devient nécessaire.

Il ne faut pas oublier, dans l'emploi de notre instrument hydrologique, que l'irritabilité, l'excitabilité sont compagnes de la *faiblesse* ; que rien n'est plus inflammable que ces enfants et ces jeunes dames en réalité si faibles. Pour les tonifier, il faut bien se garder de les irriter : c'est là le conseil que me fournit une longue expérience. C'est dans des cas analogues que nous nous arrêtons souvent à de simples lotions, à de simples affusions. — Nous avons assisté aux derniers moments d'une demoiselle de 8 à 10 ans qui périt d'une inflammation sur-aiguë du bas-ventre, à la suite de douches hors de toute proportion avec la force de cette jeune enfant, qu'un Médecin avait inconsidérément conseillées à sa malheureuse mère.

Injections. — Nous faisons faire des injections avec

l'eau de mer, tant pour déterger que dans l'intention de vitaliser plus promptement les trajets fistuleux et favoriser intérieurement une inflammation adhésive.— Dans les cas de carie et de nécrose , ce mode présente l'avantage de hâter le travail d'élimination.

Pansements.— Il n'existe pas de meilleur modificateur dans les ulcères atoniques que le pansement fait avec l'eau marine. J'ai vu ce pansement rendre le sommeil à des malades à qui des ulcères très-douloureux interdisaient tout repos. — Pourquoi refuserait-on à l'application locale une partie des effets que l'on reconnaît à l'application générale du bain ? — Notre conviction est telle à cet égard , qu'à l'hôpital de Cette nous pansons tous les ulcères scrofuleux avec l'eau marine. Nous faisons plus , nous maintenons continuellement la même eau appliquée sur les tumeurs et les engorgements de même nature ; la résolution en est plus prompte. Lorsque les malades atteints de tumeurs blanches, avec carie et fistule aux poignets ou aux pieds , veulent consentir à exposer la partie malade pendant 8 ou 10 heures par jour dans l'eau de mer, l'expérience nous a appris que , chez ces malades, une saison de bains produit plus de résultats que chez ceux qui n'ont pu utiliser ce moyen.

L'eau salée est un des éléments principaux de l'*eau sédative* du célèbre Raspail.

Sable de mer. — J'ai constaté plusieurs fois que la température du sable s'élève jusqu'à 66 et 68 degrés Réaumur. Nous utilisons cet agent contre les douleurs rhumatismales tenaces ; il nous sert aussi comme un puissant moyen de réchauffement pour les malades qui, ayant trop prolongé leur séjour dans l'eau, manquent de la période de réaction. — Ce cas se présente quelquefois chez les enfants que l'on sort *cyanosés* de la mer. Cette chaleur du sable nous vient en aide pour rappeler la chaleur vitale trop concentrée à l'intérieur, résultat d'un froid périphérique trop long-temps continué.

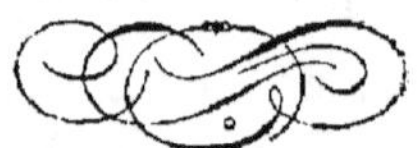

RELEVÉ EXACT

DE LA

TEMPÉRATURE DE L'AIR ET DE L'EAU DE LA MER

observée sur les bords de la Plage de Cette,

AVEC LES VARIATIONS ATMOSPHÉRIQUES,

depuis le 1ᵉʳ Juin 1839 jusqu'au 31 Août de la même année.

(Par matin , on entend les observations recueillies de 10 à 11 heures; par
soir, on entend les observations recueillies de 3 à 4 heures de l'après-midi.
On s'est servi du thermomètre de Réaumur.)

Mois de Juin 1839.

Quantième.	TEMPÉRATURE		VENTS.	TEMPS.
	de l'Air.	de l'Eau.		
matin 1	23	20	SE	beau soleil
soir —	25	21	S	—
matin 2	21	18	E	—
soir —	23	19	SE	—
matin 3	25	21	S	soleil voilé
soir —	26	22	S	—
matin 4	24	20 1/2	S	—
soir —	24 1/2	20	SO	—
matin 5	22	18	N	beau soleil
soir —	25	22	SO	—
matin 6	20	16	N	soleil léger
soir —	23	19	SO	—
matin 7	21	17 1/2	NE	soleil voilé
soir —	25	22 1/2	S	—
matin 8	20	16	N	soleil
soir —	23	19 1/2	SSO	soleil pâle
matin 9	22	19	NE	beau soleil
soir —	25	21 1/2	SSO	—
matin 10	23	19	SE	soleil voilé
soir —	26	22 1/2	S humide	—
matin 11	21	20	S humide	—
soir —	24	23	S humide	—
matin 12	25	22	vent humide	—
soir —	27	22 1/2	vent humide	—
matin 13	22	18	E	soleil léger
soir —	24	19	SE	—
matin 14	24 1/2	19 1/2	SE	beau soleil
soir —	25	22 1/2	S	—
matin 15	23	18 1/2	SE	—
soir —	24	20	vent sec N	—
matin 16	21	18	N léger	—
soir —	23	19 1/2	N	—
matin 17	23	19 1/2	S	soleil voilé
soir —	25	22	S	—
matin 18	20	17	N	beau soleil
soir —	23	19	N léger	—
matin 19	22	16 1/2	E	soleil léger
soir —	23	19 1/2	SE	—
matin 20	19 1/2	16	N léger	beau soleil
soir —	23	17 1/2	N léger	—
matin 21	20	17	N léger	—
soir —	25	19 3/4	S	soleil léger voilé
matin 22	23	18 1/2	S léger	soleil
soir —	26	22 1/2	S	beau soleil
matin 23	21	19	N léger	—
soir —	23	21	N léger	—
matin 24	23	23	S	soleil voilé
soir —	25	23	S	—
matin 25	23	23	S	—
soir —	23	22	S	soleil léger
matin 26	20	18	S	beau soleil
soir —	22	19	N	—
matin 27	22	19	N léger	—
soir —	23	20	N léger	—
matin 28	23	19 1/2	NO	—
soir —	25	21 1/2	N	—
matin 29	20	17	S froid	—
soir —	21	18	SO	—
matin 30	19	15 1/2	N frais	soleil voilé
soir —	20	16 1/2	N frais	—

Quantième.	TEMPÉRATURE		VENTS.	TEMPS.
	de l'Air.	de l'Eau.		
matin 1	18	14	NO humide	beau soleil
soir —	19	15	SE	—
matin 2	18	14	S frais	soleil voilé
soir —	18	16	S froid	soleil léger
matin 3	20	15 1/2	N léger	beau soleil
soir —	21	16	SSO	—
matin 4	20 1/2	16	SSO	
soir —	20 1/2	16	SSO	
matin 5	20	15 3/4	S frais	
soir —	18	16 3/4	SSO	soleil voilé
matin 6	20	17	S frais	
soir —	19 1/2	20 1/4	SSO	—
matin 7	19	17 1/8	S frais	soleil léger
soir —	18	18	S frais	
matin 8	20	19 1/2	S humide	soleil voilé
soir —	21	20	S	soleil léger
matin 9	21	16 1/2	NE léger	beau soleil
soir —	21	17 1/2	N léger	
matin 10	21	17	N léger	—
soir —	20 1/2	20	SSO	soleil faible
matin 11	20 1/2	17 1/2	S frais	soleil léger
soir —	21 1/2	20	S	soleil voilé, orage
matin 12	18	19	S chaud	beau soleil
soir —	19 1/2	20	S chaud et humide	soleil voilé
matin 13	20 1/2	20	SSO	—
soir —	21	21	SSO	soleil léger
matin 14	20	22	S	beau soleil
soir —	20 1/2	24	S humide	orageux
matin 15	22	21	S humide	beau soleil
soir —	21 1/2	22	SSO	orageux
matin 16	22	21 1/4	SSO	soleil pâle
soir —	22	21 1/4	SSO léger	beau soleil
matin 17	22	21 1/4	S léger	soleil pâle
soir —	21 1/2	21 1/4	S léger chaud	temps clair
matin 18	20	20 1/2	S fort	temps brumeux
soir —	20 1/4	20 1/2	S	brume, grosse mer
matin 19	22	20 1/4	S léger	temps brumeux
soir —	21 1/2	20 1/2	S léger	brumeux
matin 20	21	21 1/4	S	beau soleil
soir —	21 1/3	21 1/2	SSO frais	—
matin 21	24 1/2	22	N léger	—
soir —	26	21	NE frais	—
matin 22	22	19 1/4	NNO	—
soir —	20	18	NNO frais	—
matin 23	22	18	SSO	—
soir —	21	18 1/3	SSO	
matin 24	21	20	S humide	soleil
soir —	20 1/2	20 1/8	SSO fort	beau soleil, grosse mer
matin 25	21	20	S léger	soleil voilé
soir —	21 1/2	20	N léger	—
matin 26	21	19	SSO	beau soleil
soir —	20	20 1/2	SSO humide	—
matin 27	22	20 1/2	SSO humide	temps brumeux
soir —	23	20 1/3	SSO	soleil voilé
matin 28	21	18	S léger	—
soir —	22	20	N léger	beau soleil
matin 29	20	17 1/4	N	—
soir —	22	17	N	—
matin 30	22	16 1/3	N	—
soir —	21	18 1/2	S petite brise	—
matin 31	22	19 1/4	N	soleil voilé
soir —	22	18		—

Quantième.	TEMPÉRATURE de l'Air	de l'Eau.	VENTS.	TEMPS.
matin 1	22	16	N violent	beau soleil
soir —	20 1/2	20	SSO léger	—
matin 2	20 1/2	16 1/3	S frais - humide	—
soir —	22	19	SSO —	—
matin 3	25	19	N	—
soir —	28	17	NO chaud	—
matin 4	25	17 2/3	NO chaud violent	—
soir —	25	14 1/3	NO —	—
matin 5	22	14 1/2	NO —	—
soir —	24	16	NE —	—
matin 6	20	14 1/2	NE —	—
soir —	20	16	SSO léger	soleil voilé, grosse mer
matin 7	22	14	S léger	beau soleil, grosse mer
soir —	23	16	NO chaud	beau soleil
matin 8	20	14 1/2	NO chaud violent	—
soir —	22	15	NO —	—
matin 9	20	15	NO léger	—
soir —	20	16	SSO léger humide	—
matin 10	20	14 1/2	S frais humide	—
soir —	20	15	SSO léger frais	—
matin 11	19	15	S frais humide	—
soir —	25	20	SE léger	—
matin 12	23	15	N léger	—
soir —	24	16	NO léger	—
matin 13	20	14	S frais	—
soir —	24	16	NO violent	soleil voilé
matin 14	20	15	SSO léger et frais	beau soleil
soir —	20	16	SSO frais	—
matin 15	19 1/2	14 1/2	SO violent froid hum.	soleil voilé
soir —	18	16 1/2	S violent et humide	—
matin 16	18	17	S léger	nébuleux
soir —	19	19	S léger	beau soleil
matin 17	20 1/4	18	S frais et humide	soleil voilé
soir —	21 1/3	19	SSE léger	soleil pâle
matin 18	21 1/2	16	NO frais	soleil beau
soir —	22	17 1/2	SSO léger	soleil voilé
matin 19	21	19	NO léger et frais	soleil beau
soir —	22	18 1/2	NO frais	—
matin 20	18 1/2	17	NO violent et froid	—
soir —	27	16 1/3	NO —	—
matin 21	19	15	NO violent et frais	—
soir —	21	17	NO —	—
matin 22	20	14 1/4	SSO léger	—
soir —	18 1/2	16	SSO léger et frais	—
matin 23	19 1/2	16	S léger et humide	—
soir —	19 1/3	16 1/3	SSO —	—
matin 24	19 1/2	16	SSO —	—
soir —	20	17	SSO —	—
matin 25	18	18	S léger et frais	Soleil voilé
soir —	19	17	S —	—
matin 26	18	17	S léger et humide	—
soir —	17	17	S —	—
matin 27	18 1/3	15	NO violent sec	soleil beau
soir —	19	15	NO violent et frais	—
matin 28	15 1/2	14	NO —	—
soir —	16 1/3	14 1/2	NO —	—
matin 29	17	15	NO léger et frais	—
soir —	18	15 1/2	NO —	—
matin 30	20	17 1/2	SSO —	soleil voilé
soir —	21	18 1/3	S —	—
matin 31	19	17 1/2	S —	soleil beau
soir —	19 1/2	18 1/4	S —	—

OBSERVATIONS MÉTÉOROLOGIQUES.

Influence de l'électricité.

La température de la mer nous a quelquefois offert un degré et demi de plus que la température de l'atmosphère. Cette différence s'observe lorsque les vents soufflent pendant quelque temps du sud, que le ciel est voilé et orageux, l'atmosphère surchargée de *fluide électrique*, etc. — Dans les temps ordinaires, la température de l'eau de la mer est inférieure à celle de l'air de 3 à 4 degrés : ce n'est que lorsque le vent souffle du nord à la suite des orages qui éclatent dans les montagnes qui nous avoisinent, que cette différence s'élève jusqu'à 6 et 8 degrés, au désavantage de l'eau qui probablement perd de son fluide électrique. — Il est un cas dans lequel la température de l'eau se maintient la même plus de 24 heures, bien qu'il règne un vent du nord froid : c'est lorsque l'orage a éclaté aux environs de notre ville. Dans ce cas, le fluide électrique *accumulé sur l'eau empêche momentanément la dispersion du calorique;* et ce n'est que lorsque ce surplus d'électricité s'est dissipé, que la température de l'eau rentre sous la dépendance des variations atmosphériques. — Ne sachant pas que l'on ait donné une explication satisfaisante de ce phénomène dans lequel la température de l'eau semble s'affranchir de celle de l'air, nous nous sommes permis d'en présenter une à la méditation des savants. Quoi qu'on pense de la théorie, le fait est certain. Voici un évènement qui vient à l'appui de notre manière de voir. Un soir d'été, en 1840, le soleil était voilé, l'air chaud et humide, le temps lourd, un orage éclatait du côté de Mèze et sur l'Etang de Thau, pendant que plus de 200 personnes se baignaient sur notre plage. Tout-à-coup trois hommes, qui étaient distants les uns des autres de 25 à 30 mètres, tombent foudroyés et dans un état d'asphyxie ; tous les trois ne furent pas frappés au même degré, ils furent péniblement ramenés à la vie. Cet évènement, qui ne pouvait être attribué qu'à des courants électriques, me mit sur la voie de l'importance du fluide électrique dans les variations anormales de la température de l'eau de mer.

Resterait à déterminer les quantités normales d'électricité dans les temps calmes ;

Les variantes de ce fluide, selon les heures du jour et de la nuit, sur notre plage ;

Ses rapports avec les variantes atmosphériques en température, vents, etc.

Lorsque mes nombreuses occupations me le permettront, je tenterai quelques expériences dans l'intérêt de ce bien intéressant problème.

La température de l'eau de mer, indiquée dans le relevé que je dis être propre à la localité de Cette, a été mesurée dans la partie de la plage où s'immergent les baigneurs, tout près du rivage et à une profondeur de 1 mètre à 1 mètre 25 centimètres. — Plus avant dans la mer, la température est moindre parce qu'il y a plus de profondeur. Le sable brûlant de la plage, que la vague vient sans cesse lécher, n'est point étranger à l'élévation de température de nos bains comparés à ceux de l'Océan.

Remarque générale sur la température.

Du 25 mai au 20 juillet, la chaleur atmosphérique va en augmentant d'une manière assez constante, même chose pour la température de l'eau de mer. Les vents qui règnent suivent la marche du soleil. Le matin le vent est au sud-est, à huit heures au sud; de onze heures à midi le vent tourne au sud-ouest, et le soir au nord, qui règne toute la nuit jusque vers trois ou quatre heures du matin. — Après le 20 juillet, il règne sur notre côte un vent du nord, si violent du 27 au 31 ordinairement, que la température de l'air et de l'eau en est abaissée de plusieurs degrés (6 , 8 , 10 degrés). Ces changements , qui se continuent pendant les premiers jours d'août , tiennent aux orages qui se forment sur les montagnes du Cantal , de l'Aveyron , du Tarn , de Tarn-et-Garonne , lesquelles sont situées au septentrion de la ville de Cette.

Le mois d'août est très-variable et très-humide. Pendant ce mois , l'eau de mer augmente en chaleur par les vents du sud , par les brouillards qui apparaissent entre deux et trois heures du soir, et par la couche d'électricité qui , en quelque sorte , sert d'écran au calorique. Les vents du sud règnent , pendant huit à dix jours, d'une manière très-impétueuse; la mer devient très-grosse.

Pendant septembre et octobre , c'est-à-dire du 5 septembre à fin octobre , le temps se régularise , et la température de l'air et de l'eau est plus en harmonie avec la santé de l'homme malade.

Si une longue observation de la constitution météorologique de notre plage me donnait le droit d'émettre mon avis sur les saisons médicales des bains de mer à Cette, nous placerions :

La première saison , du 25 mai au 20 juillet ;

La deuxième saison , du 5 septembre au 30 octobre (1).

(1) En Angleterre , où le climat est bien différent du nôtre , la saison d'automne est celle qui réunit le plus de monde.

Nous ajouterions :

Que, par le vent du *nord* régulier, les bains sont bien préférables que par les vents du *sud*, du *sud-est;*

Qu'il est avantageux aux baigneurs : que la température atmosphérique soit inférieure à celle du corps humain, et celle de l'eau inférieure à celle de l'air (1).

L'électricité qui accompagne les vents du sud humide n'est point salutaire.

Les rapports qui existent entre la température de l'air et de l'eau, la sécheresse ou l'humidité, les vents, l'électricité, etc., constituent un chapitre important de l'hydrologie médicale.

Heureux le médecin, s'il rencontrait chez ses malades assez de docilité pour se laisser conduire dans un labyrinthe, dont le fil d'Ariadne a dû être une patiente et judicieuse observation !

______

(1) Bien souvent, pendant le mois d'août, des malades se sont plaints à nous que l'eau de mer était trop chaude. Cette sensation tient à la fois à la température trop élevée de l'eau et à l'état de l'air.

TABLE.